我国省域医疗服务能力
与经济的耦合协调分析

主编　郭金玲　尹姗姗　李向旭

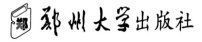

郑州大学出版社

图书在版编目（CIP）数据

我国省域医疗服务能力与经济的耦合协调分析／郭金玲，尹姗姗，李向旭
主编. -- 郑州：郑州大学出版社，2024.6
ISBN 978-7-5773-0323-9

Ⅰ. ①我… Ⅱ. ①郭…②尹…③李… Ⅲ. ①医疗卫生服务 – 研究 – 中国
Ⅳ. ①R199.2

中国国家版本馆 CIP 数据核字（2024）第 085759 号

我国省域医疗服务能力与经济的耦合协调分析
WOGUO SHENGYU YILIAO FUWU NENGLI YU JINGJI DE OUHE XIETIAO FENXI

策划编辑	陈文静		封面设计	苏永生
责任编辑	陈文静		版式设计	苏永生
责任校对	陈　思		责任监制	李瑞卿

出版发行	郑州大学出版社		地　　址	郑州市大学路 40 号（450052）
出 版 人	孙保营		网　　址	http://www.zzup.cn
经　　销	全国新华书店		发行电话	0371-66966070
印　　刷	郑州市今日文教印制有限公司			
开　　本	787 mm×1 092 mm　1 / 16			
印　　张	9.5		字　　数	204 千字
版　　次	2024 年 6 月第 1 版		印　　次	2024 年 6 月第 1 次印刷

书　　号	ISBN 978-7-5773-0323-9		定　　价	59.00 元

作者名单

主　编　郭金玲　尹姗姗　李向旭

副主编　刘贝贝　石　磊　王慧慧

　　　　　吴梦凡　曾军杰

编　委（按姓氏笔画排序）

　　　　　王慧慧　尹姗姗　石　磊

　　　　　刘贝贝　李向旭　吴梦凡

　　　　　郭金玲　曾军杰

前 言

    2020年9月,习近平总书记在教育文化卫生体育领域专家代表座谈会上强调指出:"要把人民健康放在优先发展战略地位,努力全方位全周期保障人民健康……实现健康和经济社会良性协调发展。"医疗卫生服务在保障人民健康、提高生命质量、延长寿命等方面发挥着重要作用,实现医疗卫生服务与经济协调发展有利于提高人民健康水平。近年来,国家在发展经济的同时,更加注重医疗卫生事业的发展,医疗卫生服务能力快速提升,也将助推我国经济的高速增长。

    医疗服务能力与经济发展水平之间存在复杂的相互关系,本书从耦合协调度视角出发,以系统科学理论、协调发展理论、耦合协调理论为基础,定量分析我国省域医疗服务能力与经济间的耦合协调状况及影响因素,为医疗服务能力与经济发展耦合协调关系研究提供了新的视角。在内容上,总结和汲取了以往教材的编写经验和成果,在梳理完整知识体系基础上,加入了卫生经济学、卫生统计学的新理论新观点以及我国(省)卫生系统改革的新动态,既强调基本卫生经济学理论,又突出其在卫生领域的应用性。通过本专著,希望能使读者较为系统、全面地了解该领域相关知识与研究进展,为决策机构下一步的卫生事业发展规划提供参考。

    衷心感谢对本书的撰写和出版提供帮助的所有人员。但由于编者水平有限,不足之处在所难免,希望各位读者不吝赐教,我们将不断改进。

编者

2024年1月

目 录

第一章　卫生服务能力

第一节　卫生服务能力概念

卫生服务是卫生部门为了一定的目的使用卫生资源向居民提供卫生服务(包括预防保健服务、医疗服务、康复服务、健康教育和健康促进等)的过程。服务能力是一个系统性概念,通常指能使他人受益,为他人提供帮助的范围和程度,一般被定义为系统的最大产出率。服务具有两个特点:一是产品具有无形性,服务难以标准化,存在较大的差异性;二是服务组织提供的服务具有多元性,难以通过单一标准来衡量。

卫生服务能力通常是指在医疗卫生领域,医疗卫生服务机构在满足社会医疗卫生服务需求及需要的能力。一般可分为医疗卫生服务能力和公共卫生服务能力。

医疗卫生服务能力是对辐射区域内的居民提供医疗服务的能力,包括卫生机构的医疗资源的配置情况、医疗资源的利用率、提供医疗服务的参与度与满意度等。

公共卫生是指通过各种卫生措施和健康促进活动,保护和改善整个社会群体的健康状况,预防和控制疾病的传播和流行,提高人民的健康水平和生活质量的一门学科和实践活动。公共服务能力是公共服务主体能否意识到公共服务客体的需求并及时提供公共服务以及提供公共服务的水平如何。确切地说,公共服务能力是指公共服务主体为生产和提供优质的公共服务产品以满足公共服务客体的公共服务需求而具备的技能、技术和技巧。公共服务能力的强弱决定了公共服务主体在整个公共生活过程当中是否能够真正承担并办理好所有的公共服务事项。

公共卫生服务能力的概念是从公共卫生和公共服务能力的含义延伸出来的,是指政府作为公共卫生服务的供给主体,能否准确清晰地意识到全体居民的卫生需求,履行健康教育、保健、康复、计划生育服务及疾病预防控制等职能,及时地向全体居民提供公共卫生产品和服务,从而保障和改善居民的健康水平。

第二节　卫生服务能力相关政策

《中国健康事业的发展与人权进步》白皮书指出,新中国成立以来,国家大力发展医药卫生事业,致力于提升医疗卫生资源的可及性和便利性,推行覆盖全民的基本公共卫生服务,医疗服务质量和效率、公共卫生服务均等化程度不断提高,医疗卫生服务质量、国家公共卫生服务能力稳步提升。十八大以来,卫生服务能力提升问题一直是国家关注重点。国家对不同级别、不同类型的医疗卫生机构服务能力的要求不同。

一、国家政策

《卫生事业发展"十二五"规划》指出,经济社会发展带来多重健康问题挑战,医疗卫生服务供给与需求之间的矛盾日趋突出,服务理念、服务模式等亟须作出相应调整。《"十三五"卫生与健康规划》提出要更好地满足人民群众基本医疗卫生服务需求和多样化、多层次健康需求,持续完善健康服务体系,大幅提升医疗卫生服务能力,加强公共卫生服务能力建设的发展目标。国务院印发《全国医疗卫生服务体系规划纲要(2015—2020年)》指出资源布局结构不合理,公共卫生服务体系发展相对滞后,医疗卫生服务体系碎片化的问题比较突出,提出优化医疗卫生资源配置,构建与国民经济和社会发展水平相适应、与居民健康需求相匹配的整合型医疗卫生服务体系。《"十四五"国民健康规划》提出,不断提升基层医疗卫生服务能力,逐步健全全方位全周期健康服务体系,显著增强公共卫生服务能力的发展目标。

原国家卫生和计划生育委员会2016年《关于印发三级综合医院医疗服务能力指南》中明确三级医院功能定位,对三级综合医院的临床专科服务能力、医技科室服务能力等做出方向指引;同年制定了《县医院医疗服务能力基本标准》和《县医院医疗服务能力推荐标准》,对县级医院的部门设置、人员及医疗技术水平等作出要求。2017年原国家卫生和计划生育委员会与国家中医药局联合启动实施基层医疗卫生服务能力提升年活动,发布了《基层医疗卫生服务能力提升年活动实施方案》,推动基层医疗卫生机构完善服务功能,提高服务能力。2018年国家卫生健康委、国家中医药局决定开展"优质服务基层行"活动,明确指出要重点发展基层医疗,提升乡镇及社区卫生服务中心的医疗服务水平,其中完善服务能力是重中之重。随后,国家陆续出台各级各类医疗机构服务能力标准,明确各自功能定位和诊疗范围。《社区卫生服务中心服务能力标准》和《乡镇卫生院卫生服务能力标准》于同年发布,公布这两类机构的建设标准,正式启动基层医疗卫生机构的服务能力评价。

2023 年 3 月中共中央办公厅、国务院办公厅印发了《关于进一步完善医疗卫生服务体系的意见》，要求到 2025 年，医疗卫生服务体系进一步健全，资源配置和服务均衡性逐步提高；到 2035 年，形成与基本实现社会主义现代化相适应的整合型医疗卫生服务体系，医疗卫生服务公平性、可及性和优质服务供给能力明显增强，促进人民群众健康水平显著提升。

我国基本公共卫生服务项目自 2009 年开始启动，最初包括针对三大类人群的 10 项服务：一是针对全体人群的公共卫生服务；二是针对重点人群的公共卫生服务；三是针对患病人群的公共卫生服务，即城乡居民健康档案管理、健康教育、0～36 个月儿童健康管理、孕产妇健康管理、老年人健康管理、预防接种、传染病报告和处理、高血压和糖尿病患者健康管理、2 型糖尿病患者健康管理、重性精神疾病患者管理。经过三次修订和完善，原国家卫生和计划生育委员会在 2017 年颁布了《国家基本公共卫生服务规范》（第 3 版），在原有的基础上扩大了服务对象的范围，增加了服务内容，包括 12 项内容，即居民健康档案管理、健康教育、预防接种、0～6 岁儿童健康管理、孕产妇健康管理、老年人健康管理、慢性病患者健康管理（包括高血压患者健康管理和 2 型糖尿病患者健康管理）、严重精神障碍患者管理、肺结核患者健康管理、中医药健康管理、传染病及突发公共卫生事件报告和处理、卫生计生监督协管。在各服务规范中，分别对国家基本公共卫生服务项目的服务对象、内容、流程、要求、工作指标及服务记录表等作出了规定。

二、河南省政策

河南省作为我国中部地区的"人口大省"和"农业大省"，《2022 年河南省国民经济和社会发展统计公报》显示农业人口占比 42.94%，存在优质医疗资源短缺、城乡区域之间供给不平衡、基层医疗卫生机构服务能力不强等问题。因此，政府在提升医疗服务能力方面给予高度重视。2016 年河南省人民政府发布《河南省"十三五"医疗卫生服务体系规划》指出，要转变基层服务模式，提高基层医疗卫生服务能力，着力提高专业公共卫生机构的服务能力和水平。

2017 年河南省人民政府印发《"健康中原 2030"规划纲要》，在规划任务中强调，要完善公共卫生服务体系，提高基本公共卫生服务质量，拓展基本公共卫生服务范围，提升公共卫生服务能力；提高贫困地区医疗卫生服务能力，保障贫困人口健康。《河南省"十三五"卫生与健康事业发展规划》总结，"十二五"期间公共卫生服务能力进一步提高，但是基本医疗卫生服务与人民群众期望不适应的问题依然突出。《河南省"十三五"深化医药卫生体制改革规划》提出，要大力提升基层医疗卫生服务能力的基本任务。

2021 年《河南省"十四五"公共卫生体系和全民健康规划》中提到要夯实县域综合服务能力，实施基层医疗卫生服务能力提升工程；提升基层医疗公共卫生服务能力。

河南省人民政府印发《河南省公共卫生服务能力提升三年行动计划（2020—

2022 年)》，提出推动建立体系健全、运转高效、保障有力的公共卫生服务体系，全面提升河南省公共卫生服务能力。《河南省医疗服务体系建设三年行动计划（2023—2025 年）》中提出以人民健康为中心，全力推动优质医疗资源扩容和区域均衡布局，切实提高医疗服务能力的总体要求。

第三节　卫生服务能力研究进展

一、国外卫生服务能力研究进展

（一）医疗卫生服务能力研究进展

当前很多国家的医疗保障体系已实现了全覆盖，但随着人口老龄化日益严重、慢性病患者增多，各国各地区医疗仍存在资源不均衡、医疗服务能力不足等问题。因此分级诊疗被越来越多的国家运用实施。有学者指出国际上医疗卫生服务体系主要分为 3 个层级：一级是诊所提供的方便、快捷的门诊服务；二级是专科诊所和社区医院提供的普通专科或住院诊疗；三级是由三级医院提供的高级专科诊疗。

从医疗卫生机构服务模式来看，国外的医疗卫生机构服务模式主要分为市场主导的医疗卫生服务模式、政府主导的医疗卫生事业发展体制、多要素参与卫生服务模式。

1.市场主导的医疗卫生服务模式（以美国、荷兰为代表）　政府转变角色，从医疗管理中脱离出来，与医疗机构保持一定的距离，重点负责质量控制、可及性和可负担性。责任由医疗保险公司、医疗卫生服务提供者、被保险人承担。美国基层医疗卫生机构的资金来源多样，包括政府、贫困医疗救助、老年医疗保险、商业保险和社会捐助等。商业保险在美国医疗服务体系中充分发挥着导向作用。美国商业保险通过设定不同级别医保支付的比例差异来引导患者首诊的就医习惯，保险集团把不同级别医疗机构划分为 3 个等级，分别是核心的医疗资源、值得推荐的医疗资源和首诊不建议的医疗资源，设定由低到高的医保起付线和自付比例。在荷兰保险公司向医疗卫生服务提供方支付固定费用，主要包括糖尿病、慢性阻塞性肺疾病（COPD）和血管风险管理，服务价格则由保险公司和医疗服务提供方商议决定，同时让患者参与到整合型医疗卫生服务计划，全过程均在电子信息档案中得以记录，既透明又减少重复检查，使其三方相互制约又平衡，构建了自由选择、有序竞争的医疗服务市场。

2.政府主导的医疗卫生事业发展体制（以英国为代表）　英国的医疗服务模式发展较早，医疗卫生事业发展经历了多次变革，因此理论也较为成熟，基层医疗服务更具有公平性。英国建立了全民免费医疗服务体系,由政府管理,居民和医疗机构的关系受法律保护,基层卫生经费主要依靠税收收入。英国政府将可支配资金大量投入卫生事业,其中初级保健的比重占74%。英国实行的是家庭医生制度和严格的转诊制度,同时培养大量的全科医师。基层医疗卫生机构的服务能力和服务质量很大程度取决于全科医生的服务能力。英国的初级卫生保健服务由全科医师提供,居民必须与一名全科医师签约首诊,全科医生能够处理居民大部分疾病。家庭医生制度目前在英国的国家卫生服务体系中占据主导地位,其专业涵盖社区护理、全科医师、牙医、药剂师等,并提供基本医疗保健服务,要求居民在基层医疗卫生机构登记,并由一名指定的家庭医生提供服务。每年英国至少有九成患者都是在家庭医生的治疗与帮助下治愈,无须前往专科医院就诊,极大地降低了英国卫生费用的支付。

3. 多要素参与卫生服务模式(以日本为代表) 随着经济的快速发展和人口结构老龄化,疾病的发生率和老龄照护的需求不断增加,日本的厚生劳动省先后对《医疗法》进行了多次修订,目前已形成明分工、重协调的三级医疗圈,各级医疗机构的功能定位被法律和财政的手段明确:一级为居民提供门诊服务;二级提供普通住院医疗服务;三级提供高端医疗技术为主的住院服务。同时,日本政府对各级医疗卫生机构的住院病床设置也进行了划分,重视双向转诊建设,将转诊划分为诊所间转诊、诊所与上级医院间转诊、医院与养老机构之间的转诊。为了提高双向转诊率,制定了双向转诊的转诊率基本标准,建立以需求为导向的协同机制,加强区域医疗中心社区医疗机构之间的协作沟通,确保各类服务之间的无缝衔接,通过点数的形式医保报销政策向一级医疗圈倾斜。患者必须逐级就诊,只有凭借一级医疗圈医师的介绍信才能到上级医疗圈就诊,否则在自行承担所有医疗费的前提下还要缴纳其他的医疗服务费。这种机制对日本患者与各级医疗机构均起到双向激励作用,既增加了医疗卫生机构的收入,也对患者首诊分流起到一定积极的引导作用。

(二)公共卫生服务能力研究进展

随着社会的进步,国外对公共服务的研究深受"政治经济学"和新公共管理理论的深刻影响,并且不断发展壮大。在第一阶段,公共服务理论研究深受法律和社会政策学的推动,法律政策学将基本公共服务界定为受政府规范制约,对社会产生作用的公共服务。在第二阶段,随着20世纪早期西方经济危机的影响,美国政府对经济的干预也成了公共服务理论研究的重要因素。1929年,由于国际竞争的过度扩张,市场经济出现了不可逆转的状况。有学者认为,政府部门应采取有效的干预和管理手段,发挥其在提供公共服务方面的重要作用,以确保市场经济的健康发展。另一些学者认为,除了政府部门外,还应该与企业和社会组织合作,以提高基本公共服务供给的效率,实行公平分配。20世纪中后期是基本需求繁荣发展的关键时期,政府部门应当加强对基本需求的管理,运用策略方案进行合理引导和实施,减小地方间的需求差别,增进经济社会安全。

1. 公共卫生服务的定义和内容　各国对公共卫生服务的定义不同。比如阿富汗对公共卫生服务的定义是通过公共筹资(包括捐款)向全民提供的基本卫生服务。美国俄勒冈则将其定义为一种保护生命的服务。2004 年,世界银行在其调查报告中指出公共卫生包括基本公共卫生职责和一般性公共卫生服务两类。基本公共卫生职责包括疾病监测、健康教育、监测评估、劳动力发展、执法监督、公共卫生研究、卫生政策发展等纯公共卫生产品,一般性的公共卫生服务是指计划免疫、计划生育信息服务等具有准公共产品特征的基本公共卫生服务。

在内容上,经济发展水平不同的国家提供的服务内容有较大差别。按国家经济情况不同分为 3 类:一是低收入国家,主要是以公共卫生服务和带有公共产品性质的产品为主;二是高收入国家,公共卫生服务包含的内容较为广泛,除公共卫生服务、小病的预防和治疗、住院和康复服务外,甚至还包括了器官移植等昂贵的项目;三是中等收入国家,由于经济水平多元化而形成不同特色的服务内容。

2. 公共卫生服务效率　国外学者对公共卫生服务效率集中于 3 个方面进行研究。一是卫生效率与地区经济的关系。由于地区差距的出现,地方财政支撑的公共服务质量具有差异,因此,学者们认为国家必须采用综合措施,实行均等化的配置,通过立法来保障政府部门为每个市民提供必要的服务。同时根据各个地方的具体情况,采取适当的策略方法,以推动地方间的需求平衡增长;二是公共卫生效率的评估。在西方发达国家,公共服务评估最初是由当地政府公共服务部门实施的,它们以提供公共服务为基础,进行绩效考核,以此来衡量部门绩效。因此,最早的公共服务评估实际上是公共服务部门的绩效评价。有学者使用动态网络数据包络分析(DNDEA)模型测算 2000—2012 年34 个经合组织国家的卫生保健系统效率,检验发现改革后的卫生系统效率高于之前的效率;三是影响公共卫生效率的因素。有学者利用 DEA 两阶段方法对 2010—2015 年评估巴勒斯坦公立医院的效率影响因素进行了分析,发现了床位占用率(BOR)、门诊患者与患者的比率(OPIPR)、医院规模(SIZE)以及医院服务区(PRC)内主要医疗中心的可用性是影响公立医院效率的关键决定因素。

3. 公共卫生服务满意度　20 世纪 80 年代,研究者们发现,公共产品的市场主体是公民群众,当局就是政策的制定者和供应商,而不是最终的受益者。随着新公共管理运动的推行,"顾客满意度指数"这种评价方法被提出,以公民群众的意见和使用感受为基础,将公共服务视作一项商品,与私人产品有着本质的差别,它的市场主体是政府部门,而不是个人。学者们将顾客至上的观念引入市场经济,强调公民对政府的重要性,"品质优位""大众满足""服务质量导向"等观念被广泛应用于政府绩效考评和公共服务测评,以此来反映公民群众的意见,而且这种做法已经被越来越多的发达国家所采用。国外关于公共卫生服务满意度的研究主要包括研究方法与影响因素。有学者通过问卷的调查收集数据,使用相关分析发现医护人员满意度会显著影响患者满意度。有学者使用回归模

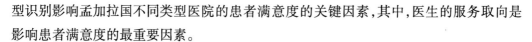

型识别影响孟加拉国不同类型医院的患者满意度的关键因素,其中,医生的服务取向是影响患者满意度的最重要因素。

4.公共卫生服务影响因素　学者们在社会和医学领域的无数研究中,发现了社会经济地位和社会关系的性质对健康和寿命的影响,对于这个命题有 3 种解释:一是因果机制,社会环境影响健康状况或死亡风险;二是逆转因果关系,人的健康状况影响其社会地位;三是人为的机制,例如测量误差。结果认为健康差异主要是由一系列复杂的因果过程驱动的,而不是由选择或人为机制引起的。有学者通过对美国和其他 18 个工业化国家在 1997—1998 年与 2002—2003 年的死亡趋势的比较,衡量一个国家的医疗服务,发现美国可以通过降低死亡率来提高医疗服务水平。有学者从一个新视角研究发展中国家儿童健康不平等的决定因素,采用 88 个发展中国家的横断面模型,发现财富收入和孕产妇教育水平显著影响儿童健康水平。

二、国内卫生服务能力研究进展

(一)医疗卫生服务能力研究

人民健康是社会主义现代化的重要标志。在实现"两个一百年"奋斗目标的历史进程中,发展卫生健康事业始终处于基础性地位。持续深化医药卫生体制改革,不断完善卫生健康体系,才能切实为人民健康提供可靠保障。《人民日报》2023 年 3 月发表的两会特刊中报道,过去 5 年,我国医疗卫生服务能力不断提升,在发展中不断增进民生福祉。城乡居民医保人均财政补助标准从 450 元提高到 610 元;住院和门诊费用实现跨省直接结算,惠及 5700 多万人次;设置 13 个国家医学中心,布局建设 76 个国家区域医疗中心。学者们通过对医疗卫生服务能力研究,分析进一步提升基层医疗卫生服务能力、推动优质医疗资源区域均衡布局的关键点,让科技创新更好地面向人民生命健康持续发力。国内学者对医疗卫生服务能力研究多集中在医疗卫生服务能力评价指标体系建立、医疗卫生服务能力分析、医疗卫生能力影响因素和医疗卫生服务能力提升研究 4 个方面。

1.医疗卫生服务能力评价指标体系建立　在研究卫生服务能力的过程中,建立卫生服务能力评价的关键指标体系是一项重要内容。通过查阅大量的国内外文献发现:研究方向不同,相关专家所设计的评价维度和指标体系亦具有差异,但基于宏观层面研究中大多数文献中均会涉及人、财、物 3 种卫生资源的投入状况。近年来大多数学者从卫生服务机构的功能定位、国家和地方有关能力建设的要求出发,主要从基础设施、人力资源、管理以及服务功能几方面综合考虑。

周倩等利用德尔菲法和层次分析法确定了 85 项指标,包括一级指标 4 项、二级指标 20 项、三级指标 61 项,4 个一级指标分别为运营与管理、基本医疗服务、基本公共卫生服务和满意度。赵玉采用关键人物访谈法,从"结构—过程—结果"3 个维度分析医联体政策的运行实施对基层卫生机构医疗服务能力的效果,最终确定6个二级指标层和19个三级指标层次。鲁志鸿等通过德尔菲法确立了以现有资源能力、资源获取能力、资源配置能力和资源运用能力4个维度为基本结构的核心指标体系,构建出由"财政补助数""医护比""病床使用率""门急诊人次数"等21个指标构成的基层卫生服务能力核心评价指标体系。

2.医疗卫生服务能力分析 逼近理想解排序法(technique for order preference by similarity to an ideal solution,TOPSIS,简称优劣解距离法)是利用各待评价方案的指标体系,通过计算各待评价方案与理想解的接近程度,作为评价方案依据的一种多目标决策和多属性评价方法。运用TOPSIS法能够根据评价对象对理想解和负理想解之间的相对距离(逼近程度)来对方案或者一个阶段的优劣次序进行排序(理想解表示同类型指标的最优值,负理想解表示被评价指标的最差值)。TOPSIS法一般和熵值法结合使用,评价分析过程包含指标标准化处理、熵值法指标权重设置、计算评价结果3个方面。这方面的研究主要利用全国或各省市的面上数据来描述分析医疗卫生服务体系的运行现状,通过分析现状评价全国或者是某省医疗服务能力,分析存在问题并提出建议。

指标选取是应用TOPSIS法分析评估医疗卫生机构服务能力中争议比较大的部分,能反映医疗卫生机构服务能力的指标很多,一些学者从医疗人力资源、医疗服务设施和医疗服务质量3个维度出发,用8项指标评价医疗卫生机构服务能力;也有些学者从投入和产出两个维度出发来评价医疗卫生机构的服务能力,其中投入维度包括人力资源、财务能力和物质能力,产出维度包括基本医疗服务、医疗卫生服务满意度。

潘懿等通过分析2021年《中国卫生健康统计年鉴》相关数据,从卫生人力、服务资源、医疗服务3个维度对全国(除港澳台)的31个省级行政区进行综合评价,了解我国31个省级行政区基层医疗卫生服务能力差异。张雪等通过2015—2020年《安徽省统计年鉴》,对安徽省实施分级诊疗制度下基层医疗机构服务能力进行评价,深入研究医疗卫生体制改革的重点问题。常海月等通过收集2008—2018年湖南省卫生和计划生育事业发展统计公报、摘要数据,根据资源配置、基本医疗、业务管理和综合管理4个维度的指标进行研究,得出每年基层医疗卫生服务综合评价结果,绘制2008—2018年湖南省基层医疗机构医疗服务能力变化情况折线图。周兆菲等通过收集四川省卫生健康委员会卫生决策信息系统和《2020年四川省卫生健康统计年鉴》《2020年中国卫生健康统计年鉴》数据,通过分析每万人口基层医疗机构数、每千人口卫生技术人员数、每万人口全科医生数、人均就诊人次数、每机构一年承担健康检查人次数五项指标,结合RSR法,得出四川省21市(州)基层卫生服务能力水平分档(差、中、优)。张怡青等通过分析《2016年中国卫生和计划生育统计年鉴》,从医疗人力资源、医疗服务设施和医疗服务质量3个维度,综合评价了我国(除港澳台)31个省级行政区基层医疗卫生机构的服务能力。

3.医疗卫生服务能力影响因素研究 我国城乡医疗卫生发展不均衡,呈"倒三角"式发展格局。我国约50%人口居住的城市拥有80%的医疗资源,80%的医疗资源集中在大中型医院。多数研究认为医疗卫生机构医疗卫生服务能力不足主要表现在:医疗卫生资源总量不足且分布不均衡,服务供给与医疗服务需求存在差距以及医疗设备和医疗人才配置不均。

陈盈浩等通过单因素回归分析与多重线性回归分析国家"优质服务基层行"平台2020年南京市数据库数据,发现卫生技术人员数、全科医生数、常住居民数和建档人数是影响医疗机构服务能力的相关因素。闫惠等从供需双方分析河南村卫生室医疗服务现状及影响因素,认为基层医疗服务人员老龄化严重,文化程度及医疗技术水平较低,业务住房面积达国家平均水平,诊疗人次各地存在一定差异,农村居民对村卫生室医疗服务满意率整体在46%以上,满意度影响因素为签约医生服务、服务态度、居民健康档案建设等。姚瑶等学者从供给侧角度出发,通过双向固定效应模型对四川省2012—2016年医疗卫生机构的数据进行整合,通过描述性统计分析后发现卫技人员数占比与医疗卫生机构的住院量有显著相关,同时高的薪酬有助于医疗机构吸收优质的人力资源,从而提高服务质量。马爱军等学者将成都市的社区卫生服务中心和乡镇卫生院作为研究对象,利用单因素回归分析和多重线性回归模型研究影响成都市基层医疗卫生机构服务能力的主要因素,得出卫技人员数、财政补助数以及人员经费支出对成都市基层医疗卫生机构的诊疗人次数有较大影响。

4. 医疗卫生服务能力提升研究 中国共产党第二十次全国代表大会(简称党的二十大)报告指出,人民健康是中国式现代化的应有之义,要把保障人民健康放在优先发展的战略位置,不断提高基层防病治病和健康管理能力。《健康中国2030规划纲要》提出要促进优质医疗资源下沉,要求基层普遍具备居民健康守门人的能力。就社会医疗体系而言,基层医疗机构将发挥着网底作用。要提升医疗卫生服务能力,就要提升基层的医疗卫生服务能力,因此,学者们大多把研究集中在基层医疗卫生服务能力提升方面。如何真正提升基层医疗机构的服务能力,大多数研究认为以下方面比较重要:第一,医疗卫生服务体系是一个完整的系统,需要多层次多机构协作,大力宣传分级诊疗、基层首诊,让居民了解基层服务的优势,信任基层服务质量,从而引导居民基层首诊。第二,资源合理配置是服务能力提升最基础的部分。王思远等通过对桂林市多家基层医疗卫生机构的负责人开展半结构化访谈收集的资料进行分析,发现其均衡资源配置、完善补偿机制是基层医疗卫生机构发展的核心问题。第三,要想提高医技人员的服务能力,提高在职在岗人员工作积极性,除了培训培养以外,完善基层医疗卫生机构收入分配激励机制,建立人才激励机制也是非常重要的部分。第四,在信息时代医疗行业的信息化建设水平的高低影响服务效率,从而影响服务能力的提升。陈小丽、端木琰认为运用互联网等先进技术加大卫生信息化建设力度,在预约转诊、医疗信息传输、检验检查报告等方面的支撑作用,提高服务效率。

（二）公共卫生服务能力研究

中国共产党第十八次全国代表大会（简称党的十八大）报告以来，随着国家经济水平的增长，政府将发展经济与改善民生齐头并进，为满足人民日益增长的美好生活需要，以习近平同志为核心的党中央始终坚持"人民至上、生命至上，始终把人民生命安全和身体健康放在第一位，强调要把人民健康放在优先发展战略地位，把以治病为中心转变为以人民健康为中心，树立'大健康'理念"，努力全方位全周期保障人民健康。由于公共卫生服务是与国民健康息息相关的重要民生项目之一，公共卫生服务成为保障和改善民生重要发展项目。公共卫生服务是面向全体公民的一种公共产品，也代表着一个国家或地区社会福利水平，促进公共卫生服务能力的提升，有利于满足全体居民的医疗服务需求，有助于预防控制公共卫生疾病，从而实现均等化的目标。国内学者对公共卫生服务能力研究多集中在公共卫生服务实施效果评价、公共卫生服务能力影响因素两个方面。

1. 公共卫生服务实施效果评价　国内学者认为现阶段公共卫生服务的整体开展较好、服务水平较高，政府对公共卫生财政投入总量不断增加，乡镇之间医疗卫生机构形成良好协作机制等。尤莉莉等通过 31 个省（自治区、直辖市）基本公共卫生服务项目各项监测数据（2009—2016 年）、国家基本公共卫生服务管理平台监测数据（2017—2019 年）以及《中国卫生健康统计年鉴》（2010—2020 年）相关指标，从供方角度分析十年间全国基本公共卫生各项服务的覆盖情况，发现全国基本公共卫生的各类服务项目的覆盖率均有较大幅度增长。陈东明等通过随机抽样抽取河南省 2680 个居民调查分析，公共卫生服务项目整体情况发展较好，居民对公共卫生服务满意度较高。程迪尔等从起点、过程及结果 3 方面构建公共卫生服务均等化评价指标体系，发现我国公共卫生服务均等化水平呈现总体上升的趋势，政府关于公共卫生服务均等化的实施效果较好。姚敏等基于2009—2018 年统计公报的数据分析，发现十年间社区公共卫生服务供给能力不断增强，具体表现为社区医疗机构数、卫生人数、床位数及诊疗人数总量不断增加，基本公共卫生服务项目开展情况较好，公共卫生服务范围不断扩大。高俊良等对全国农村地区分层抽样抽取 12 个乡镇调查，分析农村地区基本公共卫生服务协作机制的现状，发现我国农村地区的乡级卫生机构与村级卫生机构之间形成良好的协作机制，有助于充分利用公共卫生资源。吴洪涛等运用熵权 TOPSIS 法通过 11 大类国家公共卫生服务项目实施的真实性、有效性、可行性和满意率综合评价各样本省区公共卫生服务项目执行的优劣情况，发现国家公共卫生服务项目执行中存在明显的区域差异和项目间差异。

2. 公共卫生服务能力影响因素

（1）理论分析　大多数学者认为影响公共卫生服务能力建设因素有财政投入、人力支持、社会需求及协同治理机制等方面。刘利军等针对长沙的社情、民情，从区域内医疗体系联动角度优化可及资源配置，遵循关联效应提出主次分明、层层递进的"政策支持—财政投入—完善设施—配置人员—区域联动"路径，提升长沙基层医疗卫生机构公共卫生服务能力,增强居民信任感,促进双向转诊制度实施,充分发挥基层医疗卫生机构作为居民健康防护"守门人"的作用。赖先进基于公共管理理论,推导出政府应当从卫生应急物资保障体系、公共卫生人才体系及加强协同治理等方面,提升公共卫生风险治理能力。刘远立等发现新发流行病具有间隔期明显缩短的趋势,要加强疫情防控,应当从疫情监测、物资储备及信息共享等方面,强化公共卫生救治能力建设。由于2019年新冠疫情的发生,习近平总书记从疾病预防、监测预警和反应、法律法规、科技等方面提出构建强大的公共卫生体系的重要部署。有更多学者关注我国公共卫生服务体系的建设,李凤芹通过分析此次疫情前后,发现我国目前公共卫生服务体系存在的地方政府重视不够、社会认识不足、人才队伍短缺等问题。林淑周认为在"大健康"理念下,需要在培育预防为主理念、加强公共卫生服务的网络建设、提高基层医疗卫生机构服务水平、加强督查机制及公共卫生法治化建设等方面补齐短板,有效应对突发公共卫生事件,推进健康中国建设。

(2)实证研究分析 学者们认为影响公共卫生服务能力的因素包括政策、财政规模、财政分权、晋升激励、经济发展程度、卫生人员与机构数的投入及受教育水平等。刘成等基于2013年中国综合社会调查(CGSS)调查数据与中国城市统计年鉴宏观数据,运用多层线性模型(HLM)实证分析影响公众医疗卫生服务满意度的因素,发现政府医疗人员数、机构数及床位数的投入与公众信任交互项对其满意度呈现正向显著的影响。胡玉杰等采用面板数据模型分析影响农村基本公共卫生服务供给的因素,发现财政分权程度越高,农村基本公共卫生服务供给能力越强,官员晋升激励越高;农村基本公共卫生服务供给能力越低,经济发展程度越高,基本公共卫生服务供给能力越高。李思清等通过调查我国东、中、西部村医公共卫生服务掌握情况,发现村医队伍存在结构不合理、公共卫生服务能力不均衡、不同地区村医服务能力差异较大等问题。刘曙光等运用DEA-Tobit两阶段方法,分析2010—2019年黄河流域53个地级市医疗卫生服务供给效率及其影响因素,发现黄河流域公共卫生服务供给效率整体有所提升,卫生服务供给效率地区差异显著,不同因素对各区域具有差别影响,财政自由度抑制了黄河上游的综合技术效率的提高。

第四节　存在问题与提升对策

一、医疗卫生服务能力存在问题与提升对策

《2022年我国卫生健康事业发展统计公报》显示,政府卫生投入不断增加,医疗卫生资源提质扩容,卫生服务体系不断健全。随着深化医药卫生体制改革和深入推进健康中

国,全面推开公立医院综合改革,持续提升县域医疗卫生服务能力,完善分级诊疗体系,医疗卫生服务能力不断提升,群众看病难、看病贵问题得到进一步缓解。经学者们调查研究发现,由于我国人口基数大,经济发展不均衡,目前医疗卫生服务能力水平对满足人民越来越高的健康需求仍存在薄弱环节。

(一)存在问题

1.整体服务能力有待进一步提高　我国医疗卫生机构 90% 以上为基层医疗机构。基层医疗机构普遍离群众居住地较近,服务半径稳定,中医药特色优势,群众接受程度高,易于推广等是内部优势。2003 年新型农村合作医疗制度实施后及 2006 年国务院关于大力发展城市社区医疗卫生后,城乡社区卫生机构服务能力有了很大提高。从 2009 年新医疗体制改革(简称新医改)启动以来,基层医疗机构的绝对能力在升高,但相对能力在下降,仍有很大的提升空间。主要表现在以下几个方面:一是基础设施和医疗设备简陋。许多研究者通过实地调研后认为,目前,基层医疗机构大多基础设施差,没有足够的业务用房面积,且多数机构没有房屋产权,是租房经营;设备简陋,就医环境差,难以满足城乡居民的就医需要。二是临床科室设置不全,服务项目单一。在满足常见病、多发病的临床科室、基本医疗服务项目、家庭诊疗项目的设置情况来看不尽如人意,基层首诊吸引力不足,不能充分满足群众的就医需求。基层医疗卫生机构服务功能"一边倒"的状况,使得基层医疗卫生机构所能提供的医疗服务项目减少,服务能力弱化,流向县级医院和城市医院的患者比例持续上升。三是药品零加成及医疗服务费用较低致使基本医疗服务收入下降,增量绩效减少,基层医疗机构工作人员工作积极性下降。少数基层医疗卫生机构依靠国家基本公共卫生补助资金维持运转,且临床诊疗服务与公共卫生工作衔接烦琐,效率不高,不利于推进"医防融合"和实现居民健康全生命周期管理。

2.首诊制与双向转诊制度需进一步深入推行　双向转诊是根据病情和人群健康的需要而进行的上下级医疗机构间、专科医院间或综合医院与专科医院间的转院诊治过程。双向转诊制度是促进卫生资源合理配置,提高现有卫生资源的有效利用率,促进患者合理分流,减少患者就医的盲目性,使卫生服务供求关系趋于平衡,形成"小病在社区,大病进医院"格局的有效措施,是充分保证医疗服务体系对居民的可及性、连续性、一站式服务的制度。如果社区卫生服务发挥全科医生"守门人"的作用,有效实施双向转诊制度,将大部分患者截留在社区,同时,综合医院诊断明确或经治疗病情稳定的患者返回到社区医院继续治疗和康复,那么,社区卫生服务机构就有了稳定的病源,其效益将明显改善。筹资渠道完善,资金来源得以保证,社区卫生服务将得到持续健康发展。但实际上,学者们通过调查研究发现,目前我国基层医疗机构和上级医院间没有建立完善的双向转诊制度,上转机制不完善,转上不转下,缺乏机构之间、医生之间的协调沟通,社区卫生服务"六位一体"的功能未充分体现。纵向来看,大医院相对基层医疗卫生机构而言专科能力优势明显,纵向协作在提升基层医疗卫生服务能力上有着积极的优势,但考虑到随之而来的医院服务量和收入的降低,大医院纵向合作的动力明显缺乏。各级医疗机构之间存在医疗机构功能定位不清,协调性差,县域内各级医疗机构间利益协同机制缺失等问题,甚至部分大医院利用分级诊疗的"旗号"进行"跑马圈地"运动,虹吸基层医疗机构资源。一些学者认为基层医疗卫生机构和上级医院之间没有建立完善的双向转诊制度主要原因是以下几点:①无相关引导患者转入社区康复的配套政策,大医院转诊职责不明确;②经济利益的驱使,使大医院不愿将康复患者转入社区;③社区卫生服务总体水平不高医保对社区的相关政策与二、三级医院无明显优势,患者不愿转诊到社区康复。

3. 医疗资源配置不均衡问题仍然存在　20 世纪 50 年代建立了一套有效的基层医疗卫生体系,由县医院、镇医院和村卫生站构成,而乡村居民的疾病预防和医疗服务则由"赤脚医生"提供。20 世纪 80 年代的经济市场化改革,医疗机构为了维持自身的生存和发展,倾向于采用从中获取更多利益的医疗服务,"以医院为中心"的模式导致医疗费用大幅上涨。医疗卫生的资源配置向综合性医院以及大医院倾斜,基层医疗机构服务质量的提升被忽视。

有学者分析,医疗资源配置不均,基层医疗机构人才数量、素质、医护比、分布、流失等人力资源不利因素引发一系列发展壁垒,如医技服务能力不足,部分地区有 20% 的设备处于闲置状态,部分医疗机构无专职医技人员;门诊服务能力弱,门诊资源被医院占有,住院服务能力被削弱,这与"为手术恢复期、慢性病稳定期、老年病患者、晚期肿瘤患者等提供治疗、康复、护理服务"的基层医疗服务功能定位相距甚远;人才、信息等软件制度建设不足,一是机构投入呈现"重物轻人"现象,设施建设等显性项目推进力度明显,人才队伍建设等隐性项目推进相对乏力。二是薪酬制度和用人制度建设存在问题,人才引进来、留不住。大医院车水马龙,基层医疗卫生机构冷落萧条,医疗卫生人才在小医院见到的病例少,得不到锻炼和提升,个人诊疗能力逐步退化,薪酬、福利和晋升均处于劣势,病人更不愿意选择去基层医疗机构就诊,从而形成恶性循环。形成对比的是,大医院的医生在薪酬、福利以及晋升方面都优于小医院,诊疗的病例多,能力锻炼提升的速度更快,使得人们更愿意去大医院就诊,形成良性循环。三是信息化建设落后。上下级医疗机构之间未实现信息互通,患者临床信息互通有待加强。

(二)提升对策

1. 提升基层医疗机构综合服务能力　基层卫生服务体系是我国建立分级诊疗制度的基础环节,提升基层医疗卫生服务能力是当前推动基层卫生发展的重点环节。一是要完善服务设施,政府应将基层医疗卫生机构的硬件建设纳入国家经济社会发展规划中,支持基层医疗建设。然而,这并不意味着要一味采购高端大型的医疗设备,而是要采购符合基层医疗服务定位的有效的医疗设备,并将居民对医疗机构的信赖感从关注硬件设施转变到关注医护人员的服务质量上面来。二是根据服务人口数量合理设置基层卫生人员编制,建立以基层卫生人员需求为导向的培训制度,提高现有人员基本诊疗能力,特别是基层最缺乏的常见病诊疗知识和技能,如急诊急救处理能力、慢病防治知识和合理用药指导等。三是人才建设培养,建立人才激励机制。人才是破解基层医疗机构医疗服务能力不足的关键,加强人才建设,提高医技人员临床诊断、沟通技巧等服务能力。建立科学完善的基层医疗服务流程,以及服务流程培训制度,让基层医护人员的工作专业化标准化才能服务好居民的首诊和健康管理,提高在职在岗人员工作积极性。另外,完善基层医疗卫生机构收入分配激励机制,建立人才激励机制也是非常重要的部分。有学者建议,允许基层医疗卫生机构在核定的收支结余中提取一定比例用于人员激励,提取的激励资金不作为绩效工资调控基数,允许基层医疗卫生机构自主确定单位内部绩效工资的基础性绩效和奖励性绩效工资标准,内部绩效工资分配可设立全科医生津贴。四是注重软件建设,开发先进业务系统,运用互联网等先进技术加大卫生信息化建设力度,在预约转诊、医疗信息传输、检验检查报告、居民健康档案的管理、医护人员绩效考核管理、社区医院或诊所的绩效管理等方面的支撑作用,提高服务效率。完善家庭医生签约、门诊服务、急诊急救、住院服务、检验检查和药品服务、医疗质量、提升信息化水平等提升综合服务能力。

2. 建好家庭医生制度　基于市场经济的因素,家庭医生因人员数量和质量不高出现能力不足,因待遇和职业前景不佳出现主观能动性不佳,因信息化等支持系统未实现上下联动等成为家庭医生团队建设的不利因素。学者们提出二级以上医院优质资源下沉为家庭医生服务提供技术支撑,以全科医生为主体,采取各种服务相结合的形式,整合优质资源,建立连续稳定、上下联动、利益共享的纵向合作机制,优化卫生资源配置,形成分级诊疗模式,有利于慢性病管理、满足居民个性化的健康需求。目前全球已有50多个国家和地区在实行家庭医生制度。建立家庭医生制度,一是扩大签约服务半径,明确家庭医生签约服务的内涵,在常见病、多发病之外更要重视疾病防控和健康管理,依托基本医疗、基本公共卫生与健康管理等服务载体,提供差异化服务,制定个性化健康保障方案。二是扩充家庭医生队伍,招揽志愿者、社康促进员等人力资源进入家庭医生团队,增加与社区居民的联系,提高服务质量和满意度。三是制订双向转诊的临床路径。英国、美国、新西兰等发达国家的卫生服务体系整合中尤其注重临床路径的整合,由家庭医生和专科医生共同制定,明确各类医师职责,每年进行修订,从而通过加强协作,为患者提供一体化服务。四是实施信息化建设,有助于居家医疗服务的开展。简化签约程序,便于签约绩效考核,促进上下级医疗机构信息互联互通。五是借助大型医院资源优势,培养具有胜任力、高质量的全科医生,加强基层医疗人员业务培训。基层的医生要"上去"学习培训,上级医院专家要"下沉"交流指导,基层要注重急危重患者及时上转,还能接住患者的康复治疗。六是通过建立家庭医生团队薪酬、编制、职称晋升、在职培训等激励机制,激发服务动力。

3. 切实实行分级诊疗制度　大医院和基层医疗机构服务的功能定位不清,与基层医疗机构存在竞争,没有下转的积极性,分级诊疗制度的设计即是保障。医疗卫生服务体系是一个完整的系统,需要多层次多机构协作,大力宣传分级诊疗、基层首诊,让居民了解基层服务的优势,信任基层服务质量,从而引导居民基层首诊。有学者认为,卫生行政部门和大医院签订医院目标管理责任状时,应增加康复患者向下级医院和社区卫生服务中心转诊的考核指标,督促大医院向下转送康复患者,不但支持了社区卫生工作,也能够降低患者的医疗费负担。分级诊疗制度实现与医疗体制改革成功互为因果,围绕实现分级诊疗制度,必须有能与之相匹配的能满足人民群众初级保健服务需求的胜任力,具体来说能为基层首诊、下转患者、慢性病患者等提供医疗、预防、康复和健康管理服务。另外通过有效提高基层医疗卫生机构的社会医疗保险报销比例,拉开基层与上级医院门诊、住院医疗费用的报销差距,可引导城乡居民有序分级诊疗。

二、公共卫生服务能力存在问题与提升对策

(一)存在问题

新医改以来,经过十几年的不断深化认识和实践,我们初步构建起覆盖全民的基本公共卫生网架,《2022年中国卫生健康事业发展统计公报》显示,2022年全国专业公共卫生机构1.3万个,其中疾病预防控制中心3385个,卫生监督所(中心)2796个。然而,我国公共卫生服务的利用率不够高。有学者研究指出,在国家提供的公共卫生项目中,"老年人免费健康体检利用率为46.7%,女性流动人口健康档案建档率为39.7%,慢性病患者健康教育服务利用率为63.2%,均低于期望水平"。而2020年在应对新冠疫情中也暴露出我国公共卫生服务体系能力不够强、机制不够活、动力不够足、防治结合不够紧密等问题。

1.公共卫生服务机构管理体制和运行机制需进一步完善 经过多年努力,我国基本形成以疾病控制体系为龙头,以公共卫生监管部门、专业防治传染病的医疗服务机构和城乡基层医疗卫生机构为主体的覆盖城乡的公共卫生服务体系。公共卫生是一张网,它必须是各部门互相配合,跨部门、多主体协同合作才能发挥出"1+1>2"的效果。新医改也规定,基层医疗卫生机构与辖区内的疾控中心、妇幼保健院、食品药品管理、社区等机构要保持一种协同关系,合理分工,为辖区内的居民提供公共卫生服务及应急卫生管理服务。而实践中,各类公共卫生服务机构的管理自成体系,宝贵的公共卫生资源及人才被分散在不同的层级机构,造成人员和资源的浪费。各级疾病控制中心是作为传染病研究和监测的事业单位,是没有行政权力的。当有突发公共卫生事件时,作为疾病控制体系的龙头既无权也无力协调共同承担疾病预防控制职责的其他同级专业公共卫生机构和同级医疗机构,难以迅速形成强大合力。

2.公共卫生服务体系可持续运行的财力保障机制暂不健全 党的十八大以来,国家

不断加大对卫生事业的财政投入,用于医药卫生财政支出比例不断增长,但在长期以来重"治"轻"防"理念下,专业公共卫生机构获得财政补助在所有卫生机构中的比例反而逐年呈现下降趋势。全国人民代表大会(简称人大)代表、福建三明市委书记林兴禄在十三届全国人大三次会议上指出,国家"公共卫生专项任务经费",从2014年的5.29亿元下降到2019年的4.5亿元,同比下降14.9%。同期,对公立医院的财政拨款从2014年的36.19亿元增加到2019年的50.23亿元,同比增加38.8%。国家卫生健康委2022年度部门决算数据显示,一般公共预算财政拨款支出中,卫生健康支出106.59亿元,其中公立医院支出79.52亿元,公共卫生支出15.24亿元。公立医院支出主要是用于国家卫生健康委员会所属医院提供医疗服务等方面的支出,公共卫生支出主要是用于公共卫生机构正常运行的支出、重大公共卫生服务以及突发公共卫生应急事件处理的支出。"公立医院"多于"公共卫生"。财政投入保障不足直接影响公共卫生服务机构职能的履行。

3. 基层医疗卫生机构公共卫生服务能力仍需提升 基层的医疗卫生条件和医务人员的专业水平是社区民众得以维护健康的主要决定因素。新医改的重要内容之一就是通过"强基层",提高基层医疗卫生机构医务人员的服务能力,让他们为当地居民提供公共卫生服务和综合性、持续性的基本医疗卫生服务,将个体与群体的健康医疗卫生服务、防和治有机地融为一体,以实现公共卫生均等化和人人享有医疗卫生服务的目标。当前,虽然基层医疗卫生机构得到长足发展,但还远远不能承担"健康中国"所赋予他们的"健康守门人"职责。"重医轻卫""重医轻防"的理念没有改变。医务人员"重医轻卫""重医轻防"的观念根深蒂固,不喜欢专职从事公共卫生服务,导致从事公共卫生服务的人员不足。而医疗卫生领域中财政资源、人才资源和基础设施等资源配置,也仍然向医疗倾斜。目前,社区健康服务体系仍以卫生部门供给为主,服务供给内容偏医疗、轻预防,尤其在健康生活方式倡导、慢性病早期预防和早期筛查等方面存在不足。

4. 公共卫生法律体系尚有缺位 2003年严重急性呼吸综合征(SARS)疫情以来,我国公共卫生法治建设得到重视,先后颁布和实施了一系列公共卫生相关法律法规,对于公共卫生项目的实施以及公共卫生秩序的维护和人民健康权益的保护都发挥了重要的保障作用。但公共卫生利用率不高及这次新冠疫情的暴发暴露出我们的公共卫生法律体系仍存在许多现实问题。一是公共卫生法和公共卫生应急管理法基本法缺位。目前,全国人大还没有制定出一部国家层面的公共卫生法基本法,还有现行《突发公共卫生事件应急条例》应对一般传染病的防治尚可以得心应手,但在应对诸如新冠疫情之类来势凶猛的突发公共卫生事件时,就明显存在"力不从心"的情形。二是公共卫生法律规范的修改整体滞后。我国公共卫生法律规范大部分颁布时间较早,绝大多数修改时间超过10年,修改频率较低,一般少于3次。这种修改模式是不符合公共卫生法律规范特点的。三是实施效果不佳。由于我国一些政府部门缺乏公共卫生法治意识和法治思维,现有的公共卫生领域的法律执行效果并不理想。例如,《中华人民共和国传染病防治法》是

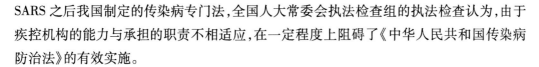

SARS之后我国制定的传染病专门法,全国人大常委会执法检查组的执法检查认为,由于疾控机构的能力与承担的职责不相适应,在一定程度上阻碍了《中华人民共和国传染病防治法》的有效实施。

(二)提升对策

"十四五"时期是我国推进"健康中国"建设和深化医改、解决"看病贵"问题的关键时期,要切实落实预防为主的"大健康"理念,推进公共卫生治理体系变革,补足公共卫生与防疫基础设施、运营体系、专业人才培养等方面乃至整个国家的公共卫生系统的短板,构建起强大的公共卫生服务体系,提升公共卫生服务能力,为维护人民健康提供有力保障。

1. **完善公共卫生综合防控体制机制** 一是要继续深化疾病预防控制中心改革。2020年新冠疫情暴发后,政府已启动了疾病预防控制中心的改革,通过加大人员编制、提高绩效工资来激发人员积极性。当前要继续深化疾病预防控制中心改革,创新管理体制机制,赋予疾病预防控制中心更多的自主权和行政权力。二是要对疾病预防控制中心、专科医院和基层医疗卫生机构进行融合改革。通过融合,实现专业传染病医院、基层医疗机构和疾病预防控制中心之间专业人员、业务培训、疾病监测等的相互融合。通过改革,在提高疾病控制中心的地位的同时,完善疾病控制中心与其他公共卫生机构联动协同合作机制,建立信息共享、互联互通机制,为公众提供多层次、多维度的健康教育、疾病预防和治疗服务。

2. **健全公共卫生财政投入保障机制** 公共卫生是一种公共产品,人人应该获得,它体现的是社会效益,不是经济效益,没有办法靠市场竞争来获得,这就要求政府全面落实对公共卫生服务的投入责任。政府财政部门要按规定落实好公共卫生体系的财政补助政策,对公共卫生必需的基本建设、设备购置等发展建设支出,要给予足额预算安排,并建立长效投入机制,逐年加大经费投入,夯实应对突发公共卫生事件的经济基础。

3. **完善公共卫生法律法规体系** 习近平总书记多次强调,要"强化公共卫生法治保障,全面加强和完善公共卫生领域相关法律法规建设"。加快完善公共卫生领域的法律法规体系,为"健康中国"战略保驾护航。要将"预防为主,医防融合"的理念全面融入加强和完善公共卫生领域相关法律法规建设之中,早日制订公共卫生法及完善应对突发公共卫生事件的法律法规,提高公共卫生在疾病防控体系中的地位。地方政府也要从疾病预防、机构建设、人员保障与权益维护、法律责任等方面,推进地方尽快完善和制定公共卫生及应急管理的相关法律法规以及规范性文件。

第二章 医疗卫生服务能力

第一节 医疗卫生服务能力的重要性和特点

医疗卫生服务能力是卫生服务能力的重要组成部分,医疗卫生服务能力是综合评价医疗服务水平高低的重要指标,包含医疗资源配置、医技人员、工作效率与效果、医疗诊治能力与医疗技术水平等。医疗卫生服务能力的高低直接关系到人民群众的生命健康安全。根据中共中央办公厅、国务院办公厅印发的《关于进一步完善医疗卫生服务体系的意见》要求,到 2035 年形成与社会主义现代化相适应的体系完整、运行高效的整合型医疗卫生服务体系,使医疗卫生服务公平性和可及性明显提升。这就要求我们不断提升医疗卫生服务能力,提升医疗卫生技术水平、增强医疗服务的舒适性和便捷性,高标准、严要求,稳步提升整体医疗服务水平。

一、医疗卫生服务能力的重要性

1. 医疗卫生服务能力是保障人民生命安全的根本所在 医疗卫生服务能力是解决人民群众看病就医、健康需求的根本所在。医疗机构作为医疗卫生服务的载体,可以通过提升医疗服务能力,挽救无数人民的生命,减轻疾病给个人及家庭带来的负担。还应主动开展公共卫生服务活动,积极推广医疗卫生健康保护知识,预防疾病和传染病的发生与传播。

2. 提升医疗卫生服务能力,创新医疗技术发展 医疗卫生服务能力的提升需积极地开展医学新技术、新业务的研究。医生、实验室与科研人员共同合作,针对临床治疗中发现的问题进行深入研究,采用正确的实验、统计学分析等研究新的治疗方法和医药卫生技术,并主动推广新技术、新业务,医疗服务能力的提升能更好地保护人民群众的生命安全,使患者能在第一时间获得更好的治疗,减轻疾病带来的负担与痛苦。

二、医疗卫生服务能力的特点

1. 专业性 医疗卫生服务具有很强的专业性,需要具备与卫生健康相关的专业知识与技能,还需要大量的实践经验,医疗机构除拥有专业的医疗人员外,还需要拥有医疗设备。医疗卫生服务是否专业、医疗设备是否合理,都需要专业的人员及指标进行客观评价。

2. 多样性　医疗卫生服务的多样性能满足不同患者的需求,医疗机构提供的医疗服务内容和形式也多种多样(门诊、住院、康复、急诊、手术、预防等),医疗卫生服务能力的高低需要从多种维度进行综合性的分析与评价。

3. 人性化　医疗卫生服务主要针对的是患者,包括症状、感受、需求等方方面面,舒适、温馨的医疗环境及人性化的医疗服务能提高患者的满意度和信任度,促进医患关系的和谐,更有利于疾病的康复,医疗服务能力也应注重人性化的服务与设施,保障各类患者医疗服务需求。

4. 规范性　不同患者之间存在个体差异,但医疗卫生服务也应有各种规范的制度以约束医疗行为,医务人员在救治患者的过程中应主动遵守各种规范、指南,为患者提供规范化的治疗,保障治疗效果,避免过度医疗等情况的出现。

5. 社会性　医疗卫生服务具备公益性,特别是公立医疗机构,不应过多地考虑成本与效益,应把患者的生命安全放在第一位,主动承担社会责任与义务,为患者提供质优、价廉的医疗卫生服务,从而保障医疗服务能力的公益性。

第二节　医疗卫生服务能力相关指标与评价方法

一、医疗卫生服务能力相关指标

(一)服务提供相关指标

医疗服务水平是医疗机构的生命线和核心,不同等级医疗机构在卫生服务体系中功能定位不同需差异化进行评价,主要从能力水平、质量安全、合理用药、服务流程、服务效率等方面进行评价。

1. 基础指标

(1)出院患者手术占比　手术和介入治疗的数量与医院的规模、人员、设备、设施等综合诊疗技术能力及临床管理流程呈正相关。三级医院需将优质医疗资源更多服务于疑难危重患者,提供安全有保障的高质量医疗技术服务;二级医院根据医院情况重点开展二级、三级手术。

$$出院患者手术占比 = \frac{出院患者手术台次数}{同期出院患者总人次数} \times 100\%$$

(2)出院患者微创手术占比　微创手术具有创伤小、疼痛轻、恢复快的优越性,极大地降低疾病给患者带来的不便和痛苦,更注重患者的心理、生理(疼痛)、精神、生活质量的改善与康复,针对不同疾病合理选择微创手术、控制相关技术风险促进微创技术发展,二级医院应不断提升微创技术能力。

$$出院患者微创手术占比 = \frac{出院患者微创手术台次数}{同期出院患者手术台次数} \times 100\%$$

(3)手术患者并发症发生率 手术后并发症发生是医疗质量管理和监控的重点,预防手术后并发症发生是患者安全管理的核心内容,是衡量医疗技术能力和管理水平的重要结果指标之一。通过对手术并发症的监管,持续改进术后质量管理,有效预防并发症,降低术后并发症的发生率。

$$手术患者并发症发生率 = \frac{手术患者并发症发生人数}{同期出院患者手术人数} \times 100\%$$

(4)低风险病例死亡率 疾病诊断相关分组(diagnosis related groups,DRG)中重要指标,是对低死亡率 DRG 病组的统计,体现医院医疗质量和安全管理情况,同时反映医院的救治能力和临床诊疗过程管理水平。

$$低风险病例死亡率 = \frac{低风险组死亡例数}{低风险组病例数} \times 100\%$$

(5)单病种质量管理 单病种质量管理是一种标准化的、以病种(或手术)为单位而进行的全程医疗质量管理的新方法,它以明确诊断标准的单一疾病(或手术)种类为一个质量评价单位,通过对疾病诊疗全过程,包括诊断、检查、治疗、治疗效果以及医疗费用等,实施标准化控制,达到提高医疗质量和促进医疗资源合理利用的目的,反映各医院诊疗能力、技术水平和费用等的差异性。

(6)优质护理服务病房覆盖率 二级及以上医疗机构按照优质护理标准开展护理服务,扩大优质护理服务覆盖面,落实护理核心制度,做实责任制整体护理,夯实基础护理质量,强化护理人文关怀,有效提升患者获得感。

$$优质护理服务病房覆盖率 = \frac{全院已经开展优质护理服务的病房总数}{全院病房总数} \times 100\%$$

(7)抗菌药物使用强度(DDD) 用成人抗菌药物的平均日剂量(defined daily dose,DDD)分析评价抗菌药物使用强度,DDD 是用药频度分析单位,不受治疗分类、药物剂型和人群的限制,某抗菌药物 DDD 大,说明用药频度高,用药强度大,对该药的选择倾向性大,用于分析评价医疗机构抗菌药物使用强度,医疗机构需开展抗菌药物临床应用监测工作,分析临床各专业科室抗菌药物使用情况,评估抗菌药物使用适宜性,对抗菌药物使用趋势进行分析,对抗菌药物不合理使用情况应当及时采取有效干预措施。综合医院、口腔医院、妇产医院(妇幼保健院)住院患者抗菌药物使用强度不超过 40 DDDs,肿瘤医院不超过 30 DDDs,儿童医院不超过 20 DDDs,精神病医院不超过 5 DDDs。

$$抗菌药物使用强度(DDDs) = \frac{住院患者抗菌药物消耗量}{同期收治患者人天数} \times 100$$

（8）基本药物采购品种数占比　按照国家基本药物目录中药品通用名、剂型、规格进行统计，医疗机构对国家基本药物要全面配备优先使用，坚持基本药物的主导地位，形成以基本药物为主导的"1+X"（"1"为国家基本药物目录、"X"为非基本药物，由各地根据实际确定）用药模式，实现基层医疗卫生机构、二级公立医院、三级公立医院基本药物配备品种数量占比原则上分别不低于90%、80%、60%，优化和规范用药结构。

$$基本药物采购品种数占比=\frac{医院采购基本药物品种数}{医院同期采购药物品种总数}\times100\%$$

（9）门诊患者、住院患者基本药物使用率　基本药物是满足基本医疗卫生需求的药物，具有剂型适宜、价格合理、保障供应、公平获得的优点。反映医疗机构对基本药物配备使用管理情况，强化基本药物功能定位，推动分级诊疗。

$$门诊患者基本药物使用率=\frac{门诊使用基本药物人次数}{同期门诊诊疗总人次数}\times100\%$$

$$住院患者基本药物使用率=\frac{出院患者使用基本药物总人次数}{同期出院总人次数}\times100\%$$

（10）国家组织药品集中采购中标药品使用比例　国家组织药品集中采购，取消药品加成，实现药价明显降低，减轻患者药费负担，同时，净化流通环境，改善医药行业生态，医疗机构要配合和合理使用集采中选药品，规范用药。

$$国家组织药品集中采购中标药品使用比例=\frac{中标药品用量}{同种药品用量}\times100\%$$

（11）重点监控药品收入占比　为控制医疗费用不合理增长，减轻患者看病就医负担，国家卫生健康委员会下发第一批、第二批国家监控重点药品目录，用于监测医疗机构对辅助药品的使用和预警。

$$重点监控药品收入占比=\frac{重点监控药品收入}{同期药品总收入}\times100\%$$

（12）电子病历应用功能水平分级　电子病历是医院信息化建设的重要内容，共分为0~8个等级，10个角色，39个评价项目，其中8级为信息化水平最高。通过系统功能实现、有效应用范围、数据质量对医院管理各环节相关临床系统的应用水平进行评估。

0级：未形成电子病历系统。

1级：独立医疗信息系统建立。

2级：医疗信息部门内部交换。

3级：部门间数据交换。

4级：全院信息共享，初级医疗决策支持。

5级：统一数据管理，中级医疗决策支持。

6级：全流程医疗数据闭环管理，高级医疗决策支持。

7级：医疗安全质量管控，区域医疗信息共享。

8级：健康信息整合，医疗安全质量持续提升。

(13)病床使用率 床位使用率对医疗机构规划至关重要。医疗机构可根据其实际或预期床位使用率扩充或保持其床位数。我国国内公立医院的床位使用率一般在85%以上，三级医院一般都达到90%以上。民营医院一般在80%以下，较差的仅在50%左右。

$$病床使用率 = \frac{实际占用总床日数}{实际开放总床日数} \times 100\%$$

(14)平均住院日 平均住院日反映医疗资源利用情况的指标，是评价医疗效益和效率、医疗质量和技术水平的综合指标。有效缩短平均住院日能使医院在实现资源成本最小化的同时，减少患者的直接和间接费用，达到医院综合效益的最大化。

$$平均住院日 = \frac{同期出院者占用总床日}{年度出院人数}$$

2. 三级医院指标

(1)门诊人次数与出院人次数比 三级医院普通门诊就诊人次占比应逐步降低，反映了三级公立医院在分级诊疗中的积极性和主动性，调动三级公立医院收治疑难复杂和危急重症患者，逐步下转常见病、多发病、疾病稳定期、疾病恢复期患者。

$$门诊人次数与出院人次数比 = \frac{门诊患者人次数}{同期出院患者人次数} \times 100\%$$

(2)下转患者人次数 控制三级医院普通门诊规模，逐步提高下转患者人次数，支持和引导患者优先到基层医疗卫生机构就诊，通过医联体、医共体等多种形式逐步实现分级诊疗，健全医疗服务体系。

$$下转患者人次数 = 门急诊下转患者人次数 + 住院下转患者人次数$$

(3)日间手术占择期手术比例 三级医院在具备微创外科和麻醉支持的条件下，选择既往需要住院治疗的诊断明确单一、临床路径清晰、风险可控的中小型择期手术，逐步实施日间手术，扩大日间手术术种，提高床位周转率，缩短住院患者等待住院和等待手术时间，提高医疗服务效率，解决患者"住院难""手术难"问题。

$$日间手术占择期手术比例 = \frac{日间手术台次数}{同期出院患者择期手术总台次数} \times 100\%$$

(4)出院患者四级手术比例 三级医院重点开展三级、四级手术，通过四级手术占比，衡量医院实施复杂、难度大手术的情况。

$$出院患者四级手术比例 = \frac{出院患者四级手术台次数}{同期出院患者手术台次数} \times 100\%$$

(5)特需医疗服务占比 公立医疗机构可提供市场竞争充分、个性化需求强的医疗服务，满足不同层次患者的需求，特需医疗服务比例不超过全部医疗服务的10%。

$$特需医疗服务占比 = \frac{特需医疗服务量}{同期全部医疗服务量} \times 100\%$$

(6)Ⅰ类切口手术部位感染率 Ⅰ类切口是手术切口为无菌切口，反映医院对无菌切口患者的医院感染管理和防控情况。

$$Ⅰ类切口手术部位感染率 = \frac{Ⅰ类切口手术部位感染人次数}{同期Ⅰ类切口手术台次数} \times 100\%$$

(7)大型医用设备检查阳性率 对医院购置的甲类、乙类检查设备使用情况、使用效果应定期评价,重点加强医院医疗器械的临床实效性、可靠性、可用性评价,促进大型医用设备科学配置和合理使用。

$$大型医用设备检查阳性率 = \frac{大型医用设备检查阳性数}{同期大型医用设备检查人次数} \times 100\%$$

(8)国家室间质量评价临床检验项目的参加率与合格率 加强检查检验质量控制,推进检查资料互认共享,实行同级医疗机构检查结果互认,缩短群众就医等候时间,促进医疗资源合理利用,减轻人民群众就医负担。

$$室间质评项目参加率 = \frac{参加国家临床检验中心组织的室间质评的检验项目数}{同期实验室已开展且同时国家临床检验中心已组织的室间质评检验项目总数} \times 100\%$$

$$室间质评项目合格率 = \frac{参加国家临床检验中心组织室间质评成绩合格的检验项目数}{同期参加国家临床检验中心组织的室间质评检验项目总数} \times 100\%$$

(9)点评处方占处方总数的比例 根据相关法规、技术规范,对医疗机构处方书写的规范性、药物临床使用的适宜性(药物选择、适应证、用法用量、给药途径、药物相互作用、配伍禁忌等)进行评价,发现问题,主要是超常用药、不合理用药,制定并实施干预和改进措施,促进临床药物合理应用。目前,医疗机构门急诊处方抽样率不应少于总处方量的1‰,并且每月点评处方绝对数不应少于100张;住院患者医嘱的抽样率不应少于出院患者的1%,且每月点评出院病历绝对数不应少于30份。

$$点评处方占处方总数的比例 = \frac{点评处方数}{处方总数} \times 100\%$$

(10)门诊患者平均预约诊疗率 采用网上、电话、院内登记、双向转诊等各种方式进行门诊预约诊疗,缩短患者就诊等待时间。

$$门诊患者平均预约诊疗率 = \frac{预约诊疗人次数}{总诊疗人次数} \times 100\%$$

(11)门诊患者预约后平均等待时间 医疗机构需积极推行分时段预约诊疗,提高患者到院30 min内就诊率,缩短患者按预约时间到达医院后等待就诊的时间,引导患者有序就诊,减少院内等候时间,减少人员聚集。

$$门诊患者预约后平均等待时间 = \frac{\sum \{进入诊室诊疗的时钟时间 - 到达分诊台或通过信息系统(自助机、APP等)报到的时钟时间\}}{预约诊疗人次数}$$

（12）每名执业医师日均住院工作负担　根据医务人员劳动负荷及医院人力资源配备情况，推进分级诊疗，改善医务人员的工作环境和后勤保障。

$$每名执业医师日均住院工作负担=\frac{全年实际占用总床日数}{医院平均执业（助理）医师人数}÷365$$

（13）每百张病床药师人数　不同医疗机构性质、任务、等级、规模需配备适当数量临床药师，门诊和住院患者提供个性化的合理用药指导，三级医院临床药师不少于 5 名。

$$每百张病床药师人数=\frac{医院药师（包括药剂师和临床药师）总人数}{医院实际开放床位数}×100$$

3. 二级医院指标

（1）出院患者三级手术占比　二级医院重点开展二级、三级手术，衡量医院实施难度较大手术情况，体现二级医院诊疗技术水平。

$$出院患者三级手术占比=\frac{出院患者三级手术台次数}{同期出院患者手术台次数}×100\%$$

（2）省级室间质量评价临床检验项目参加率与合格率　室间质评反映实验室参加室间质评计划进行外部质量监测的情况，体现实验室检验结果的可比性和同质性，同时为临床检验结果互认提供科学依据。各地实现医学检验、医学影像、病理等专业医疗质量控制全覆盖。医疗机构通过省级、市级等医学检验、医学影像、病理等专业医疗质量控制，实现区域内检查检验结果互认。

$$室间质评项目参加率=\frac{参加省级临床检验中心组织的室间质评的检验项目数}{同期实验室已开展且同时省级临床检验中心已组织的室间质评检验项目总数}×100\%$$

$$室间质评项目合格率=\frac{参加省级临床检验中心组织室间质评成绩合格的检验项目数}{同期参加省级临床检验中心组织的室间质评检验项目总数}×100\%$$

（二）运营效率

运营效率能提升医院医疗服务能力，更是推动医院医疗服务能力高质量发展的支撑保障。通过人力资源配比和人员负荷指标考核医疗资源利用效率。通过经济管理指标考核医院经济运行管理情况。通过考核收支结构指标间接反映政府落实办医责任情况和医院医疗收入结构合理性，推动实现收支平衡、略有结余，有效体现医务人员技术劳务价值的目标。通过考核门诊和住院患者次均费用变化，衡量医院主动控制费用不合理增长情况。

1. 收支结构指标

（1）门诊、住院收入占医疗收入比例　门诊收入占医疗收入的比例，用于反映医院合理诊疗情况。

$$门诊收入占医疗收入比例 = \frac{门诊收入}{医疗收入} \times 100\%$$

$$住院收入占医疗收入比例 = \frac{住院收入}{医疗收入} \times 100\%$$

（2）医疗服务收入（不含药品、耗材、检查检验收入）占医疗收入比例 医疗机构应加强医疗服务、药品、检查检验等费用增长监测，规范临床检查、诊断、治疗、使用药物和植（介）入类医疗器械行为。合理调整医疗服务价格，体现医务人员技术劳务价值。

$$医疗服务收入占比 = \frac{医疗服务收入}{医疗收入} \times 100\%$$

（3）人员支出占业务支出比重 人员支出占比体现医务人员技术劳务价值，合理确定医务人员收入水平，并建立动态调整机制，做到多劳多得、优绩优酬。

$$人员经费占比 = \frac{人员经费}{医疗活动费用} \times 100\%$$

（4）万元收入能耗支出 将医疗机构业务管理与控制医院支出、节约资源成本结合管理，引导医院加强节能管理工作，推进节约型医院建设，实现节能减排的目标，加强全流程管控。合理降低医院运行成本，提升精细化管理水平。

$$万元收入能耗支出 = \frac{年总能耗}{年总收入} \times 10\ 000$$

（5）收支结余 医疗机构盈亏状况，引导医院坚持公益性，提高医院可持续发展能力。

$$医疗盈余率 = \frac{医疗盈余}{医疗活动收入} \times 100\%$$

（6）资产负债率 反映医疗机构负债合理性，避免医疗机构盲目负债扩张或经营，降低医院运行风险。

$$资产负债率 = \frac{负债合计}{资产合计} \times 100\%$$

2. 医疗费用控制指标

（1）医疗收入增幅 反映医疗机构费用增长情况，通过建立多元复合式医保支付方式，促进医疗机构控制成本、合理检查、合理用药，减缓医疗费用快速增长，将增长幅度控制在合理范围。

$$医疗收入增幅 = \frac{（本年度医疗收入 - 上一年度医疗收入）}{上一年度医疗收入} \times 100\%$$

（2）门诊、住院次均费用增幅 患者次均医药费用增幅是衡量患者费用负担水平及其增长情况的重要指标。

$$门诊次均费用增幅 = \frac{（本年度门诊患者次均医药费用 - 上一年度门诊患者次均医药费用）}{上一年度门诊患者次均医药费用} \times 100\%$$

$$住院次均费用增幅 = \frac{(本年度出院患者次均医药费用-上一年度出院患者次均医药费用)}{上一年度出院患者次均医药费用} \times 100\%$$

（三）持续发展

人才队伍建设与教学科研能力体现医院的持续发展能力,是反映医疗机构创新发展和持续健康运行的重要指标。主要通过人才结构、科研管理反映医疗机构可持续发展潜力。

1. 卫生技术人员职称结构　职称结构在一定程度上反映卫生专业技术人员队伍的业务、学识水平和胜任医疗教学科研工作的能力层次,医院的核心竞争力是培养和吸引人才的能力,高端人才的保有有助于医疗技术和服务水平的提高。

$$卫生技术人员职称结构 = \frac{医院具有高级职称的医务人员数}{全院同期医务人员总数} \times 100\%$$

2. 麻醉、儿科、重症、病理、中医医师占比　重点加强中医药、重症、肿瘤、心脑血管、呼吸、消化、感染、儿科、麻醉、影像、病理、检验等临床专(学)科人才培养和建设,带动医疗卫生诊疗能力和水平提升。

$$麻醉医师占比 = \frac{医院注册的麻醉在岗医师数}{全院同期医师总数} \times 100\%$$

$$儿科医师占比 = \frac{医院注册的儿科在岗医师数}{全院同期医师总数} \times 100\%$$

$$重症医师占比 = \frac{医院注册的重症在岗医师数}{全院同期医师总数} \times 100\%$$

$$病理医师占比 = \frac{医院注册的病理在岗医师数}{全院同期医师总数} \times 100\%$$

$$中医医师占比 = \frac{医院注册的中医在岗医师数}{全院同期医师总数} \times 100\%$$

$$感染性疾病科医师占比 = \frac{医院注册的感染性疾病科在岗医师数}{全院同期医师总数} \times 100\%$$

3. 医护比　增加护士配备,逐步使公立医院医护比总体达到1:2左右,到2030年目标每千常住人口执业(助理)医师数(人)3.0,每千常住人口注册护士数达到4.7人。

$$医护比 = \frac{医院注册医师总数}{全院同期注册护士总数}$$

4. 每百名卫生技术人员科研项目经费　科研项目经费包括纵向课题、横向课题、临床药物实验和临床器械实验。科研经费体现医院的科研能力、学术水平、技术水平和可持续发展潜力。科研有利于医疗技术水平的提高,是医院品牌资产的三大核心支柱之一,提升医院的无形资产价值。

$$每百名卫生技术人员科研项目经费 = \frac{本年度科研项目立项经费总金额}{同期医院卫生技术人员总数} \times 100$$

（四）满意度评价

患者满意度是医疗机构社会效益的重要体现,提高医务人员满意度是医院提供高质量医疗服务的重要保障。通过门诊患者、住院患者和医务人员满意度调查,衡量患者获得感及医务人员积极性,通过调查及时发现问题并调整。

二、评价方法

指标的评价赋分方法有德尔菲法、层次分析法、熵值法、综合评价法、TOPSIS 法等,不同方法对评价数据要求不同、评价结果不同,根据各类结果为医疗卫生工作决策提供依据。

（一）德尔菲法

德尔菲法又称专家调查法,1946 年由美国兰德公司创始实行,其本质上是一种结构化的反馈匿名函询法,主要是将征求的专家意见经过简单数学处理求得权重,主要要点是专家意见是无矛盾的,主观概率合理性,反复调查修改达成共识,调查流程分为以下步骤。

1. 确定研究主题　拟定调查内容,包括研究的目的及意义、调查期限、调查内容、填写说明等,并提供相关材料给专家。

2. 组成专家小组　按照研究所需要的专业范围确定专家。可根据研究内容的大小和涉及内容确定专家范围,一般不超过 20 人。

3. 专家提供意见　向专家提供研究内容的背景材料、问卷资料,由专家根据自己的意见做书面答复。

4. 收集整理专家意见　将专家第一次判断意见汇总、对比,再分发给各位专家,让专家比较自己同他人的不同意见,修改自己的意见和判断,以此结果做第二轮调研。收集意见和信息反馈一般要经过三四轮。在向专家进行反馈的时候,只给出各种意见,但并不说明发表各种意见的专家的具体姓名。这一过程重复进行,直到所有专家意见统一。

（二）层次分析法

层次分析法(AHP)是将决策问题按总目标、各层子目标、评价准则直至具体的备投方案的顺序分解为不同的层次结构,然后用求解判断矩阵特征向量的办法,求得每一层次的各元素对上一层次某元素的优先权重,最后再加权和的方法递阶归并各备择方案对总目标的最终权重,此最终权重最大者即为最优方案,主要步骤如下。

1. 建立层次结构模型　将决策的目标、考虑的因素和决策对象按它们之间的相互关系分为最高层、中间层和最低层,绘出层次结构图。最高层是指决策的目的、要解决的问题;最低层是指决策时的备选方案;中间层是指考虑的因素、决策的准则。

2. 构造判断矩阵　在确定各层次各因素之间的权重时,如果只是定性的结果,则不容易被别人接受,通过不把所有因素放在一起比较,而是使用两两相互比较,采用相对尺度,尽可能减少性质不同的诸因素相互比较的困难,以提高准确度。如对某一准则,对其下的各方案进行两两对比,并按其重要性程度评定等级。判断标度及其含义见表2-1。

表2-1 判断标度及其含义

对比打分	相对重要程度	说明
1	同等重要	两者对目标贡献相等
2	—	介于1与3中间
3	略为重要	前一个比后一个在评价中稍为重要
4	—	介入3与5中间
5	较为重要	前一个比后一个在评价中较为重要
6	—	介于5与7中间
7	确实重要	前一个比后一个在评价中更为重要
8	—	介入7与9中间
9	绝对重要	前一个比后一个在评价中绝对重要

3.层次单排序及其一致性检验 判断矩阵最大特征根的特征向量,经归一化后的数值进行排序,称为层次单排序。能否确认层次单排序结果,需要进行一致性检验,是对矩阵确定不一致的允许范围。其中,n阶一致阵的唯一非零特征根为n,n阶正互反阵的最大特征根$\lambda \geqslant n$,当且仅当$\lambda = n$时,为一致矩阵。

由于λ连续的依赖于各要素之间的比较结果,则λ比n大的越多,A的不一致性越严重,一致性指标用CI计算,CI越小,说明一致性越大。用最大特征值对应的特征向量作为被比较因素对上层某因素影响程度的权向量,其不一致程度越大,引起的判断误差越大。用$\lambda - n$数值的大小来衡量矩阵的不一致程度。一致性指标为:

$$CI = \frac{\lambda - n}{n - 1}$$

$CI = 0$,有完全的一致性;CI接近于0,有满意的一致性;CI越大,不一致越严重。

为衡量CI的大小,引入随机一致性指标RI:

$$RI = \frac{CI1 + CI2 + CI3 \cdots\cdots + CIn}{n}$$

其中,矩阵阶数越大,则出现一致性随机偏离的可能性也越大,在检验判断矩阵是否具有满意的一致性时,还需将CI和随机一致性指标RI进行比较,得出检验系数CR,$CR < 0.1$,则认为该判断矩阵通过一致性检验,否则就不具有满意一致性。

$$CR = \frac{CI}{RI}$$

4.层次总排序及其一致性检验 层次总排序是计算某一层次所有因素对于最高层(总目标)相对重要性的权值,这一过程是从最高层次到最低层次依次进行的。

(三)熵值法

熵值法是指用来判断某个指标的离散程度的数学方法。熵是对不确定性的一种度量。信息量越大,不确定性就越小,熵也就越小;信息量越小,不确定性越大,熵也越大。根据熵的特性,可以通过计算熵值来判断一个事件的随机性及无序程度,也可以用熵值来判断某个指标的离散程度,指标的离散程度越大,该指标对综合评价的影响越大。

根据各项研究指标的变异程度,利用信息熵计算出各个指标的权重,为多指标综合评价提供依据。

(四)综合评价法

综合评价法是指运用多个指标对多个参评单位进行评价的方法,目前综合评价方法包括主成分分析法、数据包络分析法、模糊综合评价法等。综合评价法的评价过程不是逐个指标顺次完成的,而是通过一些特殊方法将多项指标的评价同时完成的,在综合评价过程中,一般要根据指标的重要性进行加权处理,评价结果不再是具有具体含义的统计指标,而是以指数或分值表示参评单位"综合状况"的排序。

1. 主成分分析法 主成分分析是多元统计分析的一个分支。旨在利用降维的思想,把多指标转化为少数几个综合指标。是将其分量相关的原随机向量,借助于一个正交变换,转化成其分量不相关的新随机向量,并以方差作为信息量的测度,对新随机向量进行降维处理。再通过构造适当的价值函数,进一步做系统转化。

2. 数据包络分析法 它是创建人以其名字命名的数据包络分析(data envelopment analysis,DEA)模型——CR模型。DEA法不仅可对同一类型各决策单元的相对有效性作出评价与排序,而且还可进一步分析各决策单元非DE有效的原因及其改进方向,从而为决策者提供重要的管理决策信息。

3. 模糊综合评价法 模糊综合评价法是基于模糊数学的综合评价方法。该综合评价法根据模糊数学的隶属度理论把定性评价转化为定量评价,即用模糊数学对受到多种因素制约的事物或对象作出一个总体的评价。它具有结果清晰,系统性强的特点,能较好地解决模糊的、难以量化的问题,适合各种非确定性问题的解决。

第三节 医疗卫生服务能力标准

一、三级综合医院医疗卫生服务能力标准

(一)基本服务能力

三级综合医院是跨区域提供医疗卫生服务,具有医疗、教学、科研、公共卫生服务等

功能的医疗机构。其主要任务是提供专科(包括特殊专科)医疗服务,解决危急重症和疑难复杂疾病,接受二级医院转诊,对下级医院进行业务技术指导和人才培训;承担培养各种高级医疗专业人才的教学任务和承担省级以上科研项目;参与和指导一、二级预防工作。应具有与三级医院相适应的基本设置,包括床位规模、诊疗科目、医疗设备以及结构合理的卫生技术人员,以满足三级医院服务功能、技术水平及管理要求。

1. 床位规模 三级综合医院的外科床位数应大于医院实际开放床位数的30%;重症医学科的床位数应占医院实际开放床位数的2%~8%。

2. 诊疗科目 三级综合医院的一级诊疗科目应包括预防保健科、内科、外科、耳鼻咽喉科、妇产科、口腔科、儿科、感染科、眼科、急诊医学科、皮肤科、精神科、肿瘤科、康复医学科、重症医学科、麻醉科、医学检验科、病理科、医学影像科、中医科。并在一级诊疗科目下设二级诊疗科目。

(1)内科 应当设置呼吸内科、消化内科、神经内科、心血管内科、血液内科、肾病学科、内分泌科、免疫学科等二级诊疗科目。

(2)外科 应当设置普通外科、骨科、神经外科、泌尿外科、胸外科等二级诊疗科目。

(3)妇产科 应当设置妇科和产科二级诊疗科目。

(4)儿科 应当设置新生儿科二级诊疗科目。

(5)精神科 应当设置心身医学科和心理治疗科二级诊疗科目。

(6)医学检验科 应当提供与临床体液检验、血液检验,临床微生物学检验,临床生化检验,临床免疫、血清学检验,临床细胞分子遗传学检验相对应的专业医疗服务。

(7)医学影像科 应当提供与X线诊断、计算机体层扫描(CT)诊断、磁共振成像(MRI)诊断、核医学诊疗、超声诊断、心电诊断、脑电及脑血流图诊断、神经肌肉电图诊断、介入放射诊疗、放射治疗相对应的专业医疗服务。

3. 医疗设备 三级医院必需的医疗设备为全自动生化分析仪、全自动化学发光免疫分析仪、彩超(二维彩超、三维彩超)、计算机体层扫描(64排及以上)、数字X线(DR、CR)、磁共振成像(1.5T及以上)、数字减影血管造影(DSA)、数字胃肠透视机、乳腺X线光机、胃肠X线光机、移动式C臂数字减影血管造影机等。

4. 人力资源 三级医院要求卫生技术人员与实际开放床位之比≥1.2∶1;医师与实际开放床位之比≥0.3∶1;护理岗位人员与实际开放床位之比≥0.4∶1;护理岗位人员与医师之比≥1.6∶1;临床药师≥5名。

5. 信息化

(1)电子病历系统 三级医院的电子病历系统应符合电子病历系统符合《电子病历基本规范(试行)》《电子病历系统功能规范(试行)》和《中医电子病历基本规范》的有关要求。电子病历的数据应符合国家卫生健康委员会颁布的相关要求。加强电子病历系统的建设,有助于落实帮助提升信息安全等级,提高安全防护系数,保护个人隐私。

（2）远程医疗　三级医院应开展远程医疗业务和建立相对应的信息化平台,重视远程医疗,并符合国家卫生健康委员会远程医疗平台相关信息技术标准和服务项目管理规范:音视频交互系统应当能支持多点同时交互,不少于30点同时在线交互业务,视频清晰度不小于1080P,并有合理稳定的通讯保障措施。远程医疗平台应信息互通共享,支持远程医疗、培训、双向转诊、医保支付、远程会诊、远程诊断、远程监护等业务,并建立远程医疗数据库,及时记录、归档远程医疗产生的数据。

（二）运行绩效

运行绩效能反映三级医院的工作与管理水平,主要指标包括工作负荷、工作效率、服务质量等。

1. 外科手术占比　三级医院外科手术人次应大于外科出院人次的65%。

2. 床位使用率　三级医院的床位使用率应在93%~97%。

3. 医疗质量　三级医院的感染发生率和漏报率应小于10%,重症医学科应合理控制病死率,入院诊断与出院诊断相符合,术前诊断与病理诊断相符合。

（三）临床服务能力

临床服务能力是医疗卫生服务能力中的重要一环,也是医院的核心竞争力,能真实地反映医院医疗服务能力整体水平,三级医院的诊疗水平应达到一定的标准,标准分为基本标准和推荐标准,基本标准为临床专科应当达到的基础能力要求,推荐标准是鼓励临床专科提升能力后达到的要求。

1. 心血管内科

（1）基本标准　三级医院应具备心源性休克、难治性心力衰竭、室速心室颤动、心房纤颤、房室传导阻滞、阵发性室性、室上性心动过速、急性心肌梗死、心脏瓣膜病、感染性心内膜炎、扩张型心肌病、限制型心肌病、肥厚型心肌病疾病的救治能力。还应具备紧急临时起搏器安装、心脏再同步化治疗、主动脉内球囊反搏术、经皮导管射频消融术、冠状动脉血流储备测定、经皮冠状动脉介入治疗技术、超声引导下心包穿刺术等关键技术的服务能力。

（2）推荐标准　三级医院应提升救治疑难危重症疾病的能力,可以开展先天性心脏病、急性高血压、顽固性高血压和继发性高血压的救治。还可以开展埋藏式自动复律除颤器置入术、空间定位射频消融术、永久起搏器置入术、顽固性高血压经皮肾动脉交感神经消融术、冠状动脉光学相干断层成像、先天性心脏病介入封堵术等关键技术。

2. 呼吸内科

（1）基本标准　三级医院应具备重症感染性肺炎、隐源性机化性肺炎、肺间质纤维化、血管炎性肺部病变、弥漫性肺泡出血、呼吸衰竭疾病的救治能力。还应具备纤维支气管镜检查技术、无创机械通气术、功能检测、有创机械通气术、经皮穿刺肺活检技术、睡眠监测、支气管镜介入治疗技术等关键技术的服务能力。

（2）推荐标准　三级医院应提升救治疑难危重症疾病的能力，可以开展肺曲霉菌病、气管支气管良性狭窄、肺动脉高压、禁忌溶栓的高危肺栓塞疾病的救治。还可以开展肺功能检测、支气管镜介入治疗技术、右心导管检查术等关键技术。

3. 消化内科

（1）基本标准　三级医院应具备空腔脏器急性穿孔、胃泌素瘤、肠结核、结核性腹膜炎、小肠疾病、溃疡性结肠炎、缺血性肠病、功能性胃肠病、自身免疫肝炎、原发性胆汁性肝硬化、非硬化性门静脉高压症、肝衰竭、急性胰腺炎、慢性胰腺炎、不明原因消化道出血、腹水原因待查疾病的救治能力。还应具备碳13呼气试验、钡胶条标记法测胃肠动力、经内镜黏膜下肿瘤剥离术、内镜超声检查、内镜超声引导下细针穿刺术、肠内营养、食管静脉曲张内镜治疗、肝动脉栓塞术、内镜下消化道异物取出术、内镜下消化道出血诊疗术等关键技术的服务能力。

（2）推荐标准　三级医院应提升救治疑难危重症疾病的能力，可以开展内镜阴性的胃食管反流病、胃黏膜相关淋巴组织淋巴瘤、嗜酸细胞性胃肠炎、血色病、胃肠道淋巴瘤、胃肠道淀粉样变、克罗恩病、肝小静脉闭塞病、肝性脊髓病、自身免疫性胰腺炎、胰腺癌早期诊断疾病的救治。还可以开展消化道支架置入术和消化道狭窄扩张术、24 h食管pH测定、钡胶条标记法测胃肠动力、人工肝、经内镜逆行性胰胆管造影术、血液净化治疗、内镜超声引导下细针穿刺术等关键技术。

4. 神经内科

（1）基本标准　三级医院应具备颅内静脉窦血栓形成、多系统萎缩、运动神经元病、多发性硬化、视神经脊髓炎、帕金森病、肝豆状核变性、特发性震颤、肌张力障碍、癫痫持续状态、脊髓血管病、吉兰-巴雷综合征、重症肌无力危象疾病的救治能力。还应具备颈部血管超声、急性缺血性卒中静脉溶栓、经颅多普勒超声、多学科协作进行早期神经康复、脑电图、肌电图诱发电位检测、多导睡眠图、腰椎穿刺术等关键技术的服务能力。

（2）推荐标准　三级医院应提升救治疑难危重症疾病的能力，可以开展路易体痴呆（DLB）、阿尔茨海默病（AD）、急性播散性脑脊髓炎、线粒体肌病及脑肌病、可逆性后部白质脑病、狼疮脑病、桥本脑病、皮质-纹状体-脊髓变性、脑桥中央髓鞘溶解症、脊髓空洞症、淀粉样变性周围神经病疾病的救治。还可以开展对留置胃管的脑血管疾病患者进行早期吞咽功能训练、单光子发射计算机断层成像、正电子发射计算机体层扫描术、脑活检、数字减影血管造影、神经免疫肌肉病理检测、头颈部肌张力障碍的肉毒素治疗和电生理研究、神经组织活检等关键技术。

5. 内分泌科

（1）基本标准　三级医院应具备垂体促甲状腺激素肿瘤、垂体前叶功能减退危象、原发性甲状旁腺功能亢进症、甲亢危象、假性甲状旁腺功能减退、皮质醇增多症、原发性醛固酮增多症疾病的救治能力。还应具备甲状腺相关抗体检测技术、血浆醛固酮/肾素比值分析技术、禁水-加压素试验技术、地塞米松抑制试验技术、动态血糖监测技术、胰岛素泵技术、肾素-血管紧张素-醛固酮立卧位试验技术、放射性碘 131 治疗技术等关键技术的服务能力。

（2）推荐标准　三级医院应提升救治疑难危重症疾病的能力，可以开展多发性内分泌腺肿瘤 1 型、弗勒赫利希综合征、17-羟化酶缺乏症、21-羟化酶缺乏症、先天性卵巢发育不全、多发性内分泌腺肿瘤 2 型疾病的救治。还可以开展促性腺激素释放激素兴奋试验技术、脉冲式促性腺激素释放激素及促性腺激素泵技术、超声引导下甲状腺细针穿刺技术、介入法岩下窦静脉取血测垂体促肾上腺皮质激素、双侧肾上腺静脉插管采血测醛固酮、下腔静脉插管分段取血测儿茶酚胺、自体血富血小板凝胶技术、糖尿病足清创术等关键技术。

6. 肾病学科

（1）基本标准　三级医院应具备系统性红斑狼疮性肾炎、急进性肾炎、原发性系统性血管炎、多发性骨髓瘤、急性肾功能不全疾病的救治能力。还应具备血浆置换强化免疫抑制治疗、IgA 肾病管理、腹膜透析、血液透析、长期中心静脉置管技术、膜性肾病管理、动静脉内瘘成形术、超声引导下肾穿刺活检术等关键技术的服务能力。

（2）推荐标准　三级医院应提升救治疑难危重症疾病的能力，可以开展淀粉样变肾病、溶血性尿毒症综合征、血栓性血小板减少性紫癜、丙肝相关性冷球蛋白血症疾病的救治。还可以开展连续性肾脏替代治疗、免疫吸附、尿足细胞测定等关键技术。

7. 血液内科

（1）基本标准　三级医院应具备骨髓增生异常综合征、冒烟性骨髓瘤、重度弥散性血管内凝血、不明原因皮肤出血、不明原因淋巴结肿大、难治性贫血伴原始粒细胞增多、嗜酸细胞增多症、巨球蛋白血症疾病的救治能力。还应具备沙利度胺联合免疫抑制剂和地西他滨治疗、小剂量三氧化二砷治疗、大剂量柔红霉素治疗、异基因或自体造血干细胞移植和化疗联合自体移植等关键技术的服务能力。

（2）推荐标准　三级医院应提升救治疑难危重症疾病的能力，可以开展卡斯尔曼病、骨髓移植后移植物抗宿主病、白血病治疗后真菌感染、噬血细胞综合征、恶性组织细胞病救治。还可以开展皮下注射硼替佐米、地西他滨联合半量 CAG（阿克拉霉素、阿糖胞苷、粒系集落刺激因子），血细胞单采、自体造血干细胞移植、单倍体造血干细胞移植、无关血缘异基因造血干细胞移植、大剂量阿糖胞苷强化治疗、脐血造血干细胞移植等关键技术。

8. 免疫学科

（1）基本标准　三级医院应具备类风湿关节炎、系统性红斑狼疮、皮肌炎和多肌炎、白塞病、系统性硬化疾病的救治能力。还应具备血浆置换（免疫吸附）、肌电图、肌肉活检术、肾活检术、IgG4 检测、关节腔穿刺、高频超声等关键技术的服务能力。

（2）推荐标准　三级医院应提升救治疑难危重症疾病的能力，可以开展成人斯蒂尔病、抗中性粒细胞胞质抗体相关性血管炎、风湿性多肌痛和巨细胞动脉炎、抗磷脂综合征、复发性多软骨炎、POEMS 综合征、SAPHO 综合征、干燥综合征、IgG4 相关疾病、纤维肌痛综合征、巨噬细胞活化综合征疾病的救治。还可以开展关节腔穿刺、关节腔内注射生物制剂、唇黏膜活检术等关键技术。

9. 普通外科

（1）基本标准　三级医院应具备炎性乳腺癌或Ⅲ期乳腺癌、胃恶性肿瘤、复发转移胃癌的综合治疗，肝门胆管癌、胆管癌、肝癌、胆囊癌重症急性胰腺炎、胰头癌、胰体尾恶性肿瘤疾病的救治能力。还应具备甲状腺癌根治术、晚期乳腺癌的综合治疗，保留乳头乳晕复合体的乳腺切除、Ⅰ期扩张器/假体置入，转移肌皮瓣乳房重建术，乳腺癌保乳手术，微波固化缝合，纱布填塞，肝动脉结扎术，肝切除术切脾断流术，组织选择性直肠黏膜环切术，三叶肛门镜直肠肿物切除术，吻合器痔上黏膜环切术等关键技术的服务能力。

（2）推荐标准　三级医院应提升救治疑难危重症疾病的能力，可以开展胃肠间质瘤的综合治疗、结直肠癌局部晚期及肝转移疾病的救治。还可以开展肝移植术、动脉瘤切除人工血管置换、肝尾状叶切除、左右半肝切除、肝左三叶切除、胆肠 Rous-en-Y 吻合术、门体分流术等关键技术。

10. 骨科

（1）基本标准　三级医院应具备手外伤（非离断）、桡骨骨折腕关节骨折（舟状骨骨折、经舟月骨骨折、经舟月骨周围骨折）、膝关节痛风性关节炎、髋关节类风湿性关节炎、髋关节骨性关节炎、化脓性脊柱炎、骨髓炎、创伤性骨缺损、脊柱结核、关节结核、脊柱肿瘤、原发性良性脊柱肿瘤疾病的救治能力。还应具备骶骨截骨术、骶髂重建术，后路截骨矫形术、前后路松解术、胸廓成形术等关键技术的服务能力。

（2）推荐标准　三级医院应提升救治疑难危重症疾病的能力，可以开展髋关节翻修术后功能障碍、先天性脊柱侧弯疾病的救治。还可以开展先进关节镜技术、先进人工韧带加强系统韧带移植、断指/肢再植、内镜下椎间盘髓核摘除术、椎间盘置换术、胸腰椎前后路联合手术、全脊椎切除减压内固定术及稳定性重建术等关键技术。

11. 神经外科

（1）基本标准　三级医院应具备三叉神经痛、面肌痉挛、脑积水、听神经瘤、颅咽管瘤、髓内肿瘤、生殖细胞瘤、小脑半球肿瘤、第四脑室肿瘤、侧脑室肿瘤、颅底肿瘤、垂体瘤、椎管内肿瘤、动脉瘤、颅内动静脉畸形、脊髓血管畸形疾病的救治能力。还应具备椎管手术椎板还纳技术、弹簧圈栓塞术、颈动脉内膜剥脱术等关键技术的服务能力。

（2）推荐标准　三级医院应提升救治疑难危重症疾病的能力，可以开展梗阻性脑积水、癫痫、第三脑室肿瘤、脑室内肿瘤、海绵窦肿瘤、硬脑膜硬脊膜动静脉瘘、颈动脉狭窄疾病的救治。还可以开展脑室矢状窦分流、术中导航技术、动脉瘤支架辅助栓塞术、双微导管栓塞术、脑室镜、颞浅动脉大脑中动脉搭桥术、颅内支架成形术等关键技术。

12. 泌尿外科

（1）基本标准　三级医院应具备肾盂输尿管连接部狭窄、复杂性尿道狭窄、复杂性或巨大肾完全性鹿角结石、高龄肾盂输尿管肿瘤、肌层浸润性膀胱癌、局限性前列腺癌疾病的救治能力。还应具备腹腔镜手术、超声引导辅助诊断治疗技术、电切镜手术、输尿管镜治疗、经皮肾镜手术、体外冲击波碎石技术、尿道内切开术等关键技术的服务能力。

（2）推荐标准　三级医院应提升救治疑难危重症疾病的能力，可以开展难治性化脓肾及感染性多囊肾、肾癌合并长段腔静脉癌栓、阴茎癌、睾丸癌、难诊断性前列腺癌、巨大肾肿瘤、巨大肾上腺肿瘤、低位梗阻性无精子症、高位梗阻性无精子症、精索静脉曲张疾病的救治。还可以开展软性镜治疗、内镜下经尿道前列腺剥脱术、显微镜手术等关键技术。

13. 胸外科

（1）基本标准　三级医院应具备高位食管癌、胸腺癌、间皮瘤、纵隔炎疾病的救治能力。还应具备胸腔镜肺外科手术治疗、胸腔镜肺叶切除或楔形切除术、高位食管癌根治术、胸腔镜纵隔肿物切除等关键技术的服务能力。

（2）推荐标准　三级医院应提升救治疑难危重症疾病的能力，可以开展漏斗胸、支气管胸膜瘘、气管疾病、气管肿瘤、颈段食管癌疾病的救治。还可以开展胸腔镜微创漏斗胸矫正术、胸腔镜纵隔肿物切除、纵隔镜外科手术治疗、纵隔镜、气管组织工程、气管外科疾病治疗、全腔镜下食管癌根治术、胸腹腔镜食管癌根治、胸腔镜交感神经切断术等关键技术。

14. 心脏大血管外科

（1）基本标准　三级医院应具备室间隔缺损，房间隔缺损，动脉导管未闭，肺动脉狭窄，部分心内膜垫缺损，法洛四联症，二尖瓣狭窄，二尖瓣关闭不全，主动脉瓣狭窄，主动脉瓣关闭不全，三尖瓣关闭不全，肺静脉异位引流，冠心病，主动脉夹层，心脏良性肿瘤疾病的救治能力。还应具备瓣膜置换术，瓣膜成形术，重症先天性心脏病婴幼儿抢救性手术，微创小切口先天性心脏病手术，主动脉根部替换手术，全主动脉弓、半主动脉弓替换手术，瓣膜成形术，冠状动脉搭桥术，心脏良性肿瘤摘除术等关键技术的服务能力。

（2）推荐标准　三级医院应提升救治疑难危重症疾病的能力，可以开展复杂婴幼儿先天性心脏病、新生儿大动脉转位、完全心内膜垫缺损、肺动脉闭锁、心室双出口、单心室、联合瓣膜病、心房颤动、主动脉瘤、主动脉夹层动脉瘤疾病的救治。还可以开展婴幼儿复杂先心病矫治术、体外循环下冠脉搭桥术、心脏不停跳搭桥手术、微创冠脉搭桥术、心房颤动外科射频消融手术、人工血管移植术、心脏移植等关键技术。

15. 妇科

（1）基本标准　三级医院应具备重度盆腔脓肿，直肠阴道瘘、膀胱阴道瘘，妇科恶性肿瘤,复发性子宫内膜异位症,纵隔子宫,重度复杂性盆腔脏器脱垂疾病的救治能力。还应具备直肠阴道瘘及膀胱阴道瘘修补术,妇科恶性肿瘤的经腹手术治疗,腹腔镜下恶性肿瘤的手术治疗,阴式手术治疗等关键技术的服务能力。

(2)推荐标准 三级医院应提升救治疑难危重症疾病的能力,可以开展恶性肿瘤复发、直肠阴道隔子宫内膜异位症、生殖道畸形疾病的救治。还可以开展直肠阴道瘘及膀胱阴道瘘修补术、腹主动脉淋巴结清扫术、复杂性妇科良性疾病及恶性疾病的阴式手术治疗、三维适型放射治疗、腹腔镜辅助下阴式子宫切除术、保留生育功能的宫腔镜手术治疗等关键技术。

16.产科

(1)基本标准 三级医院应具备前置胎盘、胎盘早剥、胎膜早破、早产、妊娠高血压疾病、HELLP综合征、妊娠糖尿病、妊娠合并心脏病、妊娠合并肝肾疾病、妊娠合并肝内胆汁淤积综合征、妊娠合并外科疾病、羊水栓塞、产后出血疾病的救治能力。还应具备手取胎盘术、宫颈扩张及钳刮术、人工破膜术、胎头吸引术、子宫下段剖宫产等关键技术的服务能力。

(2)推荐标准 三级医院应提升救治疑难危重症疾病的能力,可以开展妊娠期合并肝脂肪、肝病的救治。还可以开展羊水短串联重复序列(STR)检查、分娩镇痛、紧急宫颈环扎术、产钳助产术、保留胎膜的剖宫产手术等关键技术。

17.新生儿科

(1)基本标准 三级医院应具备极低和超低体重儿、重症高胆红素血症、新生儿败血症,感染性休克、早产儿真菌感染合并深部器官定植、难治性低血糖、新生儿持续性肺动脉高压、常见遗传代谢病的筛查、先天性肾上腺皮质增生症疾病的救治能力。还应具备超低出生体重儿综合救治技术、中心静脉置管,脐动静脉插管、综合呼吸支持技术、肺表面活性物质应用、无创通气与高流加温加湿量吸氧、常频通气的肺保护策略(VG/VTV)、高频振荡通气、头部和全身亚低温治疗、头部超声床边检查、新生儿换血术、NO吸入治疗和高频振荡通气、连续性肾脏替代治疗等关键技术的服务能力。

(2)推荐标准 三级医院应提升救治疑难危重症疾病的能力,可以开展先天性膈疝,食道闭锁,新生儿坏死性小肠结肠炎(NEC),迪格奥尔格综合征,常见有机酸、氨基酸代谢病(枫糖尿病、甲基丙二酸血症等),先天性婴儿肌萎缩症,威-奥综合征,早期小儿动脉导管未闭疾病的救治。还可以开展MRI,眼底疾病激光治疗,动脉导管开放手术治疗,纤维支气管镜等关键技术。

18.儿科其他

(1)基本标准 三级医院应具备黄疸待查、腹痛待查、肝脾大待查、腹水待查、胆汁淤积性肝炎、肝硬化并发症、重症急性胰腺炎、慢性腹泻合并营养不良、急性消化道出血、炎症性肠病、咳嗽变异性哮喘、哮喘危重状态、难治性肺炎、难治性重症肺炎支原体肺炎、闭塞性细支气管炎、复杂先天性心脏病、严重心律失常、扩张型心肌病、肥厚型心肌病、感染性心内膜炎、高血压、肾小管酸中毒、急性肾功能不全、慢性肾功能不全、溶血性贫血、免疫性血小板减少症、热性惊厥、病毒性脑炎疾病的救治能力。还应具备小儿胃镜检查术、经胃镜钳取消化道异物，嗜酸细胞胃肠炎的诊治，胃食管 pH 监测，巨细胞病毒肝炎的诊治，尿巨细胞病毒——DNA 检测，消化性溃疡的诊治，变应原皮肤点刺试验，食物激发试验，痰液病原学检测，雾化吸入，呼出气一氧化氮检测及其在儿童哮喘诊治及治疗中的监测，肺通气功能测定，多导睡眠监测，呼吸道病毒检测，高渗盐水、肾上腺素雾化吸入辅助治疗，动态血压、心电血氧监测血液吸附，血液超滤，肾病理检查，血液透析，腹膜透析，连续性肾脏替代治疗，头 MRI，中枢降温仪，脑干诱发电位，腰椎穿刺术，脑干听觉视觉诱发电位检测等关键技术的服务能力。

（2）推荐标准 三级医院应提升救治疑难危重症疾病的能力，可以开展肺含铁血黄素沉积症，先天性气管、支气管发育畸形，肺动静脉瘘，左室致密化不全，心内膜弹力纤维增生症，溶血尿毒综合征，再生障碍性贫血，急性淋巴细胞白血病，淋巴瘤，急性髓细胞性白血病，急性早幼粒细胞白血病，噬血细胞综合征，郎格罕细胞组织细胞增多症，慢性髓细胞性白血病，癫痫，脑性瘫痪，重型脑炎，吉兰-巴雷综合征，重症肌无力，急性脑脊髓炎，遗传代谢性疾病，神经血管性头痛，急性播散性脑脊髓炎，混合性结缔组织病，巨噬细胞活化综合征，先天性免疫缺陷病疾病的救治，还可以开展综合疗法，经皮肝穿刺活检，支气管镜肺泡灌洗术，多导睡眠监测，婴幼儿肺功能监测，经支气管镜支气管黏膜活检、经皮肺活检，直立试验，白血病的个体化治疗，大剂量阿糖胞苷，三氧化二砷规范治疗，外周血造血干细胞移植，脐带血造血干细胞移植，联合免疫抑制治疗，脾区放疗，血浆置换，免疫吸附，头 MRI，视频脑电图，动态脑电图，中枢降温仪等关键技术。

19. 眼科

（1）基本标准 三级医院应具备上睑下垂、化脓性眼内炎、睫状体脱离、高度近视并发白内障、新生血管性青光眼、超高度近视散光、严重眼眶骨折、球内非磁性异物、眼睑肿瘤、眼球内恶性肿物疾病的救治能力。还应具备白内障超声乳化术，羟基磷灰石义眼台植入术，青光眼减压阀植入术，睫状体冷凝术，钇铝石榴子石晶体（YAG）激光后囊膜，间接眼底镜检查，提上睑肌缩短术、额肌瓣悬吊术、额骨骨膜悬吊术，垂直斜视矫正术，眼睑皮肤移植术，眼前血管造影技术，眼底激光术，晶状体眼人工晶体植入术等关键技术的服务能力。

（2）推荐标准 三级医院应提升救治疑难危重症疾病的能力，可以开展复杂眼球破裂伤，恶性青光眼，巨大裂孔视网膜脱离，眼眶周围肿瘤（颅内、上颌窦等）眼眶内浸润疾病的救治。还可以开展玻璃体切割术，眼眶修复术，睫状体激光光凝术，选择性激光小梁切开术，飞秒激光术，角膜移植术，眼电生理检查，角膜地形图仪，准分子激光术，眼眶修复术，穿透角膜移植术，眼底成像系统，眼底激光光凝术和玻璃体切割术，视网膜内界膜剥除术,玻璃体切割术,视神经鞘切开术、视神经骨管开放术,内眦部分皮肤切除术、内眦韧带矫正术、上睑下垂矫正术,眼眶内肿瘤摘除术、颅内肿瘤摘除术、鼻旁窦肿瘤摘除术,眼睑再造术等关键技术。

20.耳鼻咽喉科

(1)基本标准 三级医院应具备内耳畸形伴脑脊液耳漏,第一鳃裂囊肿及瘘管,耳郭化脓性软骨膜炎,急性化脓性中耳炎,慢性化脓性中耳炎,粘连性中耳炎,鼓室硬化症,耳源性颅外并发症,耳源性颅内并发症,梅尼埃病,耳性眩晕,良性阵发性位置性眩晕,突发性聋,周围性面瘫,中耳胆固醇肉芽肿,外耳道胆脂瘤,中耳胆脂瘤,耳郭肿瘤,外耳道良性肿瘤,中耳或外耳道恶性肿瘤,鼻咽纤维血管瘤,鼻腔鼻实良恶性肿瘤,慢性泪囊炎,脑脊液鼻漏,婴儿喉阻塞,重度喉阻塞疾病的救治能力。还应具备同期乳突根治鼓室成形外耳道成形术,鼓膜修补术,外耳道恶性肿瘤切除术,乳突切开术,乳突切开、鼓室成形术,鼓膜修补术,鼻内镜技术,喉部分切除术,喉显微手术,气管异物取出术,咽旁间隙肿瘤切除等关键技术的服务能力。

(2)推荐标准 三级医院应提升救治疑难危重症疾病的能力,可以开展耳硬化症,中耳畸形,外耳道闭锁,内耳畸形伴脑脊液耳漏,双耳极重度感音神经性聋,侧颅底肿瘤,中耳或外耳道恶性肿瘤,听神经瘤,视神经管骨折,鼻颅底交通性肿瘤,喉神经麻痹,咽旁间隙肿瘤,喉部肿瘤,晚期喉癌下咽癌,重度阻塞性睡眠呼吸暂停综合征疾病的救治。还可以开展颞骨部分、全部切除技术,人工耳蜗植入技术,人工镫骨技术,侧颅底肿瘤切除技术,内淋巴囊切开引流术,小耳畸形成形术,外耳道再造成形术,面神经减压或吻合或移植术,听力学检查,前庭功能检查,面神经功能检查,鼻内镜技术在鼻腔鼻窦肿瘤中的应用,鼻外进路晚期鼻腔鼻窦肿瘤切除术,鼻内镜下鼻眼相关手术,鼻内镜下鼻颅底手术,喉气管狭窄成形术,腭咽成形术,咽喉激光术,胃咽吻合术,游离空肠修补下咽,脑脊液耳漏修补术,鼓膜修补术等关键技术。

21.口腔科

(1)基本标准 三级医院应具备内颌骨骨折、髁状突骨折、口腔颌面部间隙感染、面神经损伤、舌癌、牙龈癌、颊癌、口底癌、颌骨骨纤维异样增殖症、颌骨成釉细胞瘤、结外型恶性淋巴瘤、唇裂、腭裂疾病的救治能力。还应具备骨折坚固内固定术、舌骨上淋巴清扫术、埋伏牙牵引术、舌侧固定矫治技术、显微根管技术、牙种植修复术等关键技术的服务能力。

(2)推荐标准 三级医院应提升救治疑难危重症疾病的能力,可以开展颞下颌关节强直、颞下颌关节疾病、动静脉瘘疾病的救治。还可以开展正颌外科技术、颞下颌关节镜技术、涎腺内镜技术、带蒂皮瓣骨移植术、牙槽骨诱导再生术、显微外科技术、舌骨上淋巴清扫术、颈淋巴清扫术、口腔颌面部恶性肿瘤根治术、神经吻合术等关键技术。

22. 皮肤科

（1）基本标准 三级医院应具备系统性红斑狼疮、重症多形红斑、天疱疮、大疱性类天疱疮、带状疱疹、重症药疹、急性荨麻疹、银屑病、皮肌炎疾病的救治能力。还应具备真菌镜检、培养、鉴定，二氧化碳激光，液氮冷冻，皮肤病理，短波紫外线，红蓝光治疗，微波治疗，淋球菌培养及培养、支原体/衣原体镜检、梅毒血清学检查，免疫荧光，皮肤外科手术，自体表皮移植等关键技术的服务能力。

（2）推荐标准 三级医院应提升救治疑难危重症疾病的能力，可以开展金黄色葡萄球菌烫伤样皮肤综合征、神经梅毒、大疱性表皮松解症型药疹、剥脱性皮炎型药疹、疱疹样脓包病、硬皮病、蕈样肉芽肿、皮肤肿瘤疾病的救治。还可以开展氦氖激光、斑贴试验、光动力治疗、调 Q 激光、电离子烧灼等关键技术。

23. 精神科

（1）基本标准 三级医院应具备器质性精神障碍、特指抑郁发作、惊恐障碍、广泛性焦虑障碍、社交恐怖症、强迫症、躯体形式障碍、特指严重应激反应、进食障碍、转换障碍、非器质性失眠症疾病的救治能力。还应具备心理评估、认知评估、精神行为评估、躯体功能评估、风险评估、精神药物治疗及不良反应监测、个别心理治疗、团体心理治疗、家庭治疗、音乐治疗、催眠治疗、沙盘治疗等关键技术的服务能力。

（2）推荐标准 三级医院应提升救治疑难危重症疾病的能力，可以开展重度抑郁发作，药物中毒所致的精神和行为障碍，精神分裂症，双相情感障碍，使用精神活性物质所致精神和行为障碍，产褥期伴发的精神及行为障碍，特发于童年的情绪障碍、抽动障碍、多动症的救治。还可以开展功能磁共振、CT、事件相关电位、动态脑电监测、多导睡眠脑电监测、生物反馈治疗、改良电休克治疗（MECT）、经颅磁刺激治疗、精神康复治疗、多学科协作进行精神疾病伴发严重躯体疾病诊治等关键技术。

24. 感染科

（1）基本标准 三级医院应具备不明原因发热、自发性细菌性腹膜炎、黄疸原因待查、脓毒症败血症、流行性出血热重型危重型、中枢神经系统感染、上消化道大出血、重症手足口病、肝脓肿、乙肝合并肾病、丙肝肝硬化伴血小板减少、丙肝肝硬化合并肾病或甲状腺疾病、艾滋病合并感染疾病的救治能力。还应具备抗菌药物的合理应用，抗病毒治疗数据库系统，血液净化技术-人工肝/血液滤过、灌流、透析/连续性肾脏替代治疗，无创肝纤维化评价肝弹性测定，终末期肝病评价数字系统的建立，经颈静脉肝内门腔内支架分流术等关键技术的服务能力。

（2）推荐标准 三级医院应提升救治疑难危重症疾病的能力，可以开展重症肝炎、肝衰竭，妊娠合并肝炎，小儿重症传染病，隐球菌脑膜炎，脑型疟疾，布鲁氏菌病疾病的救治。还可以开展肝活检病理诊断及肝组织免疫组化检测，血液净化技术-人工肝/血液滤过、灌流、透析/连续性肾脏替代治疗，疟疾脑囊虫病等寄生虫的病原学诊断，自体骨髓干细胞移植联合人工肝治疗,疟疾脑囊虫病等寄生虫的病原学诊断等关键技术。

25.肿瘤科

(1)基本标准　三级医院应具备脑胶质瘤、脊髓转移瘤、鼻咽癌、肺癌、乳腺癌、胃癌、胰腺癌、结直肠癌、膀胱癌疾病的救治能力。还应具备电子线照射、三维调强放射治疗、适形调强放疗、X线普通照射、同步放化疗、腔内后装放疗等关键技术的服务能力。

(2)推荐标准　三级医院应提升救治疑难危重症疾病的能力,可以开展喉癌、下咽癌、甲状腺癌、肝癌、肾癌、骨转移癌、骨肉瘤疾病的救治。还可以开展图像引导放射治疗、容积弧形调强放疗、全身放疗、立体定向放射治疗、超声引导后装放疗等关键技术。

26.急诊医学科

(1)基本标准　三级医院应具备床旁超声、亚低温治疗技术、三腔两囊管技术、呼吸机应用、心电除颤应用、气管插管术、洗胃技术、急诊清创缝合术、胸腔闭式引流术、动静脉穿刺置管术等关键技术的服务能力。

(2)推荐标准　三级医院应提升救治疑难危重症疾病的能力,可以开展血液灌流、血浆置换、连续性肾脏替代治疗、脉波指示剂连续心排出量监测(PICCO)治疗技术、纤维支气管镜吸痰灌洗技术、经皮气管切开术等关键技术。

27.康复医学科

(1)基本标准　三级医院应具备功能评定:肢体功能评定、活动与参与能力评定,生存质量评定,平衡功能评定,运动及步态分析,言语及吞咽功能评定,心肺功能评定,心理测验,认知感知觉评定,肌电图与临床电生理学检查。治疗技术:物理治疗(含运动治疗和物理因子治疗),作业治疗,语言及吞咽治疗,传统康复治疗,康复工程,局部注射技术(如关节腔注射、肉毒毒素注射)等关键技术的服务能力。

(2)推荐标准　三级医院应提升救治疑难危重症疾病的能力,可以开展康复机器人应用、场景互动电子生物反馈训练、经颅磁刺激治疗及经颅电刺激治疗、吞咽障碍评定、高压氧治疗、步态分析系统、等速肌力测定及关节稳定性测定、表面肌电图等关键技术。

28.麻醉科

(1)基本标准　三级医院应具备全身麻醉,椎管内麻醉,气管、支气管麻醉,臂丛神经阻滞麻醉,颈神经丛阻滞麻醉,无痛人流、胃肠镜,无痛分娩,围手术期镇痛,晚期癌症的镇痛,控制性降压,各专科手术麻醉(脑科、胸科、心外、儿科等),危重、疑难患者的麻醉处理等项目的能力。还应具备单、双管喉罩技术,有创动静脉压监测技术,气管镜、支气管定位技术,血气分析、离子分析技术,除颤技术,术中维持患者体温技术(液体加温,暖风等),血氧饱和度监测技术,困难气道处理技术关键技术的服务能力。

(2)推荐标准　三级医院应提升救治疑难危重症疾病的能力,可以开展重症产科麻醉,产时外科手术麻醉,新生儿麻醉,新生儿复苏,小儿腹腔镜、胸腔镜手术麻醉,介入手术麻醉,超声引导神经阻滞,气管灌洗麻醉,控制性低温,器官移植麻醉,机器人手术的麻

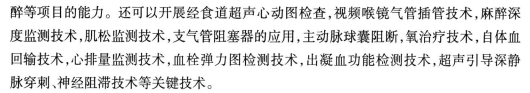

醉等项目的能力。还可以开展经食道超声心动图检查,视频喉镜气管插管技术,麻醉深度监测技术,肌松监测技术,支气管阻塞器的应用,主动脉球囊阻断,氧治疗技术,自体血回输技术,心排量监测技术,血栓弹力图检测技术,出凝血功能检测技术,超声引导深静脉穿刺、神经阻滞技术等关键技术。

29. 重症医学科

(1)基本标准 三级医院应具备中心静脉穿刺技术、气管插管术、血液滤过、有创机械通气、无创机械通气、支气管镜检查、床旁超声、亚低温治疗技术、心电除颤应用等关键技术的服务能力。

(2)推荐标准 三级医院应提升救治疑难危重症疾病的能力,可以开展血液灌流、脉搏指示持续心排量监测、气管切开术、体外膜肺氧合、血浆置换等关键技术。

30. 疼痛科

(1)基本标准 三级医院应具备颈源性头痛,三叉神经痛,舌咽神经痛,糖尿病周围神经变,脊髓损伤后疼痛,带状疱疹后神经痛,癌性疼痛,中枢痛,幻肢痛疾病的救治能力。还应具备神经阻滞技术(含超声定位下),脊柱内镜技术,射频治疗技术,鞘内药物输注系统植入术、脊髓电刺激技术,等离子技术等关键技术的服务能力。

(2)推荐标准 三级医院应提升救治疑难危重症疾病的能力,可以开展周围性面神经麻痹、突发性神经性耳聋、臂丛神经损伤后疼痛、腰椎手术失败综合征、腰脊神经后支卡压综合征、椎间盘源性腰痛、强直性脊柱炎、肌筋膜炎疾病的救治。还可以开展臭氧注射术、冲击波治疗、银质针治疗、椎间盘化学溶解术、椎间盘激光减压术、椎间盘切吸术、骶管囊肿抽吸减压术等关键技术。

31. 中医科 中医科应具备慢性病、常见病、多发病的中医诊疗能力,结合医院和专科优势,形成特色和专长。应当开展针灸、推拿、刮痧、拔罐、敷熨熏浴类、中医微创类等中医非药物疗法。鼓励开展骨伤类、肛肠类等中医非药物疗法。

(四)医技科室医疗服务能力

医技科室的服务能力直接影响临床医师对患者的救治,尤其是急症、疑难危重症的诊断与治疗,反映了三级医院的整体服务水平。

1. 药学 药学的临床药师应参与到药物治疗工作中,主要进行审核医嘱;参与医师查房;为临床医师、护师提供咨询服务;患者用药教育和咨询等工作。还应在院内开展院(科)内合理用药培训;合理用药监测与抗菌药物监测;药物信息和药物咨询;药品不良反应监测;保障医院药品供应;提供中药饮片调剂、中成药调剂和中药饮片煎煮等服务,并定期抽查门诊处方及住院病历,进行合理用药点评。

2. 检验 三级医院应开展全血细胞计数+5分类检测,血红蛋白(Hb)测定,红细胞(RBC)计数,血细胞比容(HCT)测定,网织红细胞分析,网织红细胞计数百分数,网织红细胞绝对数,异常红细胞形态检查,白细胞(WBC)计数,白细胞分类及形态检查,血小板计数,外周血细胞形态学分析(白细胞分类和白细胞、红细胞、血小板形态分析等),红细胞沉降率测定(ESR),血液寄生虫显微镜检查,尿液干化学分析,尿特异人绒毛膜促性腺激素(HCG)试验,尿沉渣镜检,大便常规检查,阴道分泌物常规检查,胸腔积液、腹水常规检查,脑脊液(CSF)常规细胞计数检查,脑脊液葡萄糖定量测定,脑脊液蛋白定性测定,脑脊液蛋白定量测定,前列腺液常规检查,凝血酶原时间(PT)测定,活化部分凝血活酶时间(APTT)测定,血浆纤维蛋白原测定,凝血酶时间(TT)测定,血浆 D-二聚体(D-Dimer)测定等检验项目。

3.病理 三级医院病理应开展具有原位杂交、基于聚合酶链反应等技术的基因突变检测和基因测序等病理关键技术。

4.影像医学 三级医院的影响学科应开展 X 线摄片、X 线造影、乳腺钼靶 X 线、数字胃肠透视、计算机断层扫描 CT 平扫、计算机断层扫描 CT 增强、计算机断层扫描 CT 特殊三维成像、MRI 平扫、MRI 增强、MRI 水成像及血管成像、特殊 MRI 检查、血管造影等关键技术。

5.超声 三级医院的超声科应开展血管超声检查,包括四肢、颈部、腹部血管的检查,腹部超声造影检查,常规超声心动图及经食道超声心动图,胎儿常规检查及系统筛查,超声引导下介入穿刺,术中超声等关键技术。

二、二级综合医院医疗卫生服务能力标准

(一)基本服务能力

二级综合医院主要面向多个社区提供综合医疗卫生服务,并承担一定的科教研任务。县、区、市级医院都是二级及以上医院。二级医院的基本设置包括床位规模、诊疗科目、医疗设备及卫生、医技人员和满足医疗服务需要的技术水平和管理要求。

1.诊疗科目 二级综合医院可设置预防保健科、内科、外科、妇产科、眼科、儿科、耳鼻咽喉科、口腔科、精神科、皮肤科、传染科、康复医学科、急诊医学科、麻醉科、重症医学科、医学检验科、病理科、医学影像科、中医科等。

2.医疗设备 二级综合医院一般需要配备彩超、CT、DR、CR、全自动生化分析仪等。

3.人力配置 二级综合医院要求卫生技术人员与实际开放床位数之比≥1.05：1;医师与实际开放床位数之比≥0.5：1;护士与实际开放床位数之比≥0.5：1;医护比≤1：1。

(二)运行绩效

运行绩效能反映二级医院的工作与管理水平,主要指标包括工作负荷、工作效率、服务质量等。

1.手术占比 二级医院手术及操作人次需占出院人次的 20% 以上(含 20%);外科

手术人次占外科出院人次的40%以上(含40%)。

2. 工作要求　二级医院的平均住院日需≤10 d,病房工作日≥310 d,床位使用率在85%~90%,床位周转次数≥34 次。

3. 医疗质量　二级综合医院的住院患者死亡率需≤4.0‰,住院手术死亡率≤0.25‰,要重视入院与出院诊断的符合率、急危重症患者抢救成功率、术前诊断和病理诊断的符合率。

(三)临床服务能力

二级医院医疗卫生服务能力中的临床服务能力在医疗卫生体系中主要起到承上启下的作用,负责区域内常、慢、多发病的诊治及危重症患者的抢救。

1. 心血管内科

(1)基本标准　二级医院应具备高血压、心肌炎、药物治疗的风湿性心脏病伴心力衰竭、心肌病、冠心病、心功能不全、心律失常疾病的救治能力。还应具备电复律术,24 h 动态心电监测,心肺复苏术,血氧饱和度监测,药物复律、除颤术电复律术等关键医疗服务技术的能力。

(2)推荐标准　二级医院还可以开展急性、亚急性感染性心内膜炎,主动脉夹层等病的救治。还可以开展静脉临时起搏术、心包穿刺等关键医疗服务技术。

2. 呼吸内科

(1)基本标准　二级医院应具备上呼吸道感染、急性支气管炎、肺炎、支气管扩张、肺脓肿、慢性阻塞性肺疾病、慢性肺源性心脏病、气胸、肺血栓栓塞症等疾病的救治能力。还应具备肺功能测定、呼吸机等关键医疗服务技术的能力。

(2)推荐标准　二级医院还可以开展呼吸衰竭、肺性脑病、特发性肺动脉高压、肺泡蛋白沉积症等疾病的救治。还可以开展纤维支气管镜检查、呼吸睡眠监测等关键医疗服务技术。

3. 消化内科

(1)基本标准　二级医院应具备上消化道出血、非酒精性脂肪性肝病、酒精性肝病、肝硬化、结核性腹膜炎、不完全性肠梗阻、慢性腹泻、功能性便秘等疾病的救治能力。还应具备内镜检查、腹腔穿刺等关键医疗服务技术的能力。

(2)推荐标准　二级医院还可以开展食管恶性肿瘤、溃疡性结肠炎、肠易激综合征、急性胰腺炎等疾病的救治。还可以开展肝穿刺;人工气腹等关键医疗服务技术。

4. 神经内科

(1)基本标准　二级医院应具备脑梗死、脑出血、头痛、短暂性脑缺血发作、三叉神经痛、急性脊髓炎、脊髓亚急性联合变性、病毒性脑膜炎、化脓性脑膜炎、癫痫、帕金森病、低钾性周期性麻痹、偏头痛、阿尔茨海默病等疾病的救治能力。还应具备脑脊液检查、药物静脉溶栓、颅内血肿引流术、经颅多普勒超声、双颈动脉超声等关键医疗服务技术的能力。

（2）推荐标准　二级医院还可以开展化脓性脑膜炎、蛛网膜下腔出血、颅内静脉系统血栓、结核性脑膜炎、多发性硬化、韦尼克脑病、原发性震颤等疾病的救治。还可以开展脊髓蛛网膜下腔引流术，经颅磁刺激等关键医疗服务技术。

5. 内分泌

（1）基本标准　二级医院应具备糖尿病、糖尿病酮症酸中毒、糖尿病神经病变、低血糖症、代谢综合征、格雷夫斯病、亚急性甲状腺炎、骨质疏松症、脂代谢紊乱、肥胖症等疾病的救治能力。还应具备快速血糖测定、禁水-加压素试验、口服葡萄糖耐量试验、胰岛素释放试验等关键医疗服务技术的能力。

（2）推荐标准　二级医院还可以开展糖尿病肾病、糖尿病性高渗性昏迷、原发性醛固酮增多症、皮质醇增多症、原发性肾上腺功能不足、巨人症或肢端肥大症、生长激素缺乏性侏儒症、甲状旁腺功能减退症、骨软化症、胰岛素瘤等疾病的救治。还可以开展动态血糖监测技术、糖尿病足清创术、胰岛素泵技术等关键医疗服务技术。

6. 肾内科

（1）基本标准　二级医院应具备尿路感染救治，慢性肾脏病稳定期的长期管理，慢性肾功能不全、肾病综合征、糖尿病肾病等疾病救治的能力。还应具备透析等关键医疗服务技术的能力。

（2）推荐标准　二级医院还可以开展急性肾衰竭、乙肝相关肾病、IgA 肾病等疾病的救治。还可以开展穿刺活检等关键医疗服务技术。

7. 普通外科

（1）基本标准　二级医院应具备大隐静脉曲张，甲状腺功能亢进症、甲状腺良恶性肿瘤，乳腺良恶性肿瘤、乳腺恶性淋巴瘤、胃良恶性肿瘤、胆囊结石、胆囊息肉，脾动脉瘤、脾梗死、结直肠良恶性肿瘤、痔疮等疾病的救治能力。还应具备甲状腺癌根治术，乳腺肿物切除术，开腹及腹腔镜胃十二指肠穿孔修补术等关键医疗服务技术的能力。

（2）推荐标准　二级医院还可以开展肝内胆管细胞癌、胆道肿瘤、胆囊癌、十二指肠恶性肿瘤、胰腺假性囊肿、胰腺良恶性肿瘤等疾病的救治。还可以开展贲门周围血管离断术、乳腺肿物穿刺术、胰腺坏死组织清除术等关键医疗服务技术。

8. 骨科

（1）基本标准　二级医院应具备骨折，腰椎间盘突出、腰椎管狭窄、多指、膝关节半月板损伤、关节脱位等疾病的救治能力。还应具备骨折内固定术、椎间盘射频热凝微创术、跟腱断裂修复术等关键医疗服务技术的能力。

（2）推荐标准　二级医院还可以开展骨关节病、剥脱性骨软骨炎、髌骨脱位、关节软骨骨折等疾病的救治。还可以开展椎体成形术、脊柱内固定术、椎弓根内固定术、椎板减压术、髋关节置换术、关节镜下半月板部分切除成形术、关节镜下游离体取出术、关节镜

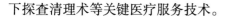

下探查清理术等关键医疗服务技术。

9. 泌尿外科

（1）基本标准 二级医院应具备前列腺增生、泌尿系统结石、精索静脉曲张、泌尿道感染、包皮过长、前列腺炎、尿道旁腺囊肿、膀胱过度活动症、睾丸鞘膜积液等疾病的救治能力。还应具备前列腺切除术、泌尿系统结石取石术、肾囊肿去顶减压术、肾切除术、包皮环切术、经皮肾镜碎石术、膀胱造瘘术、鞘膜切除术等关键医疗服务技术的能力。

（2）推荐标准 二级医院还可以开展膀胱肿瘤、输尿管恶性肿瘤、肾脏肿瘤、肾盂及输尿管恶性肿瘤、阴茎肿瘤等疾病的救治。还可以开展经尿道前列腺电切术，阴茎、睾丸及肾肿瘤切除术，腹腔镜等关键医疗服务技术。

10. 神经外科

（1）基本标准 二级医院应具备前颅脑损伤、脑血管疾病、头皮及颅骨肿物、颅脑炎性疾病等疾病的救治能力。还应具备脑挫裂伤失活组织清除术、头皮脂肪瘤切除术、急性硬膜下血肿清除术、硬脊膜外血肿清除术、脑外伤去骨瓣减压术、颅骨凹陷骨折整复术、小脑血肿清除术、头皮挫裂伤清创缝合术等关键医疗服务技术的能力。

（2）推荐标准 二级医院还可以开展颅内肿瘤，颅脑先天性畸形等疾病的救治。还可以开展脊膜膨出切除和修补术、脑积水脑室-腹腔分流术、大脑凸面脑膜瘤切除术、神经纤维瘤切除术等关键医疗服务技术。

11. 胸外科

（1）基本标准 二级医院应具备自发性气胸、胸腔积液、肋骨骨折等疾病的救治能力。还应具备胸腔闭式引流术、胸外伤开胸探查术等关键医疗服务技术的能力。

（2）推荐标准 二级医院还可以开展食管良性肿瘤、肺良性肿瘤、纵隔良性肿瘤等疾病的救治。还可以开展肺楔形切除术、肺叶切除术、纵隔肿瘤切除术等关键医疗服务技术。

12. 妇科

（1）基本标准 二级医院应具会阴裂伤、阴道脱垂、前庭大腺脓肿、瘢痕子宫、子宫平滑肌瘤、子宫腺肌病、子宫内膜息肉、子宫颈恶性肿瘤、功能障碍性子宫出血、卵巢囊肿、卵巢良性肿瘤、宫颈息肉等疾病的救治能力。还应具备上环取环术、远红外线治疗盆腔炎、前庭大腺囊肿切开引流术、开腹或腹腔镜下次全子宫切除术、开腹或腹腔镜下子宫肌瘤剔除术、开腹或腹腔镜下卵巢囊肿切除术、微波治疗宫颈疾病、宫颈息肉摘除术、宫颈防癌检查等关键医疗服务技术的能力。

（2）推荐标准 二级医院还可以开展盆底功能障碍性疾病、多囊卵巢综合征、输卵管阻塞、卵巢恶性肿瘤、滋养细胞肿瘤等疾病的救治。还可以开展子宫破裂修补术、利普刀治疗宫颈疾病、子宫全切术等关键医疗服务技术。

13. 产科

（1）基本标准　二级医院应具备妊娠合并轻度贫血、妊娠糖尿病、早期妊娠出血、先兆流产、难免流产、正常分娩、胎膜早破、胎儿窘迫、过期妊娠等疾病的救治能力。还应具备会阴侧切术、清宫术、经阴道分娩等关键医疗服务技术的能力。

（2）推荐标准　二级医院还可以开展妊娠剧吐、妊娠合并慢性高血压、妊娠期亚临床甲状腺功能减退、稽留流产、梗阻性难产、产力异常难产、巨大儿、宫颈及阴道裂伤、胎位异常等疾病的救治。还可以开展可视人流、宫颈及阴道裂伤修补术等关键医疗服务技术。

14. 儿科

（1）基本标准　二级医院应具备新生儿肺炎、儿童哮喘、普通型手足口病、扁桃体炎，鹅口疮等疾病的救治能力。还应具备低体温的复温、新生儿黄疸的光疗、新生儿产房内复苏、氧疗技术、灌肠术、泵吸、雾化吸入、洗胃术等关键医疗服务技术的能力。

（2）推荐标准　二级医院还可以开展新生儿颅内出血、儿童哮喘、轻型颅内感染、肠系膜淋巴结炎等疾病的救治。还可以开展新生儿换血疗法、儿童血压测量及监测技术、血糖监测术、胰岛素注射技术等关键医疗服务技术。

15. 感染科

（1）基本标准　二级医院应具备禽流感、伤寒、乙型脑炎、手足口病、猩红热、脊髓灰质炎、狂犬病等疾病的救治能力。还应具备法定传染病的规范化治疗，抗病毒治疗策略治疗乙型和丙型肝炎，肝硬化腹水检查等关键医疗服务技术的能力。

（2）推荐标准　二级医院还可以开展自身免疫性肝炎、肝硬化合并自发性细菌性腹膜炎、脓毒症、全身重症感染等疾病的救治。还可以开展肠道病毒、流感病毒、肝炎病毒检测，布氏杆菌、梅毒螺旋体、痢疾杆菌、结核分枝杆菌等的检测等关键医疗服务技术。

16. 眼科

（1）基本标准　二级医院应具备眼外伤、结膜炎、翼状胬肉、睑板腺囊肿、眼睑内翻、眼干燥症、角膜溃疡、角膜炎等疾病的救治能力。还应具备眼部皮肤裂伤缝合术，角膜裂伤缝合术，前部巩膜裂伤缝合术，眼睑内外翻、倒睫矫正术，睑腺炎、角膜异物剔除术，结膜移植术，眼底照相，水平斜视矫正术等关键医疗服务技术的能力。

（2）推荐标准　二级医院还可以开展泪囊炎、上睑下垂、垂直斜视、并发性白内障、继发性青光眼、全视网膜脱离、陈旧性视网膜脱离、视神经炎等疾病的救治。还可以开展睫状体冷凝术、垂直斜视矫正术、复杂白内障手术、人工晶状体缝合固定术、青光眼小梁切除术、青光眼减压阀植入术等关键医疗服务技术。

17. 耳鼻咽喉科

（1）基本标准　二级医院应具备外耳道异物、耳郭假性囊肿、外耳道湿疹、急性乳突炎、先天性耳前瘘管、急性化脓性中耳炎、急慢性扁桃体炎、急性喉炎、咽炎、急性会厌炎、扁桃体肥大、慢性鼻窦炎、鼻息肉、鼻中隔偏曲等疾病的救治能力。还应具备外耳道耵聍取出术、纯音测听、鼻内窥镜下鼻窦开放术、全麻下鼻骨整复术、全麻下鼻甲切除术、局麻下鼻中隔矫正术、全麻下双侧扁桃体切除术、全麻下腺样体切除术、局麻下扁桃体切除术等关键医疗服务技术的能力。

（2）推荐标准　二级医院还可以开展鼻腔良恶性肿瘤、喉恶性肿瘤等疾病的救治。还可以开展听功能评估技术、鼓室成形术、鼓膜修补术、鼓膜穿刺及鼓膜置管术、鼻前庭囊肿切除术、全麻下声带息肉切除术、全麻下喉切除术、全麻下喉肿物切除术等关键医疗服务技术。

18. 口腔科

（1）基本标准　二级医院应具备颌下淋巴结炎、牙龈瘤、牙周病、舌系带短缩、面部挫伤、口腔疱疹、腮腺炎、舌体裂伤、牙列缺损、皮脂腺囊肿、根尖囊肿、残根或残冠等疾病的救治能力。还应具备根管治疗、窝沟封闭、清创缝合术、牙龈瘤切除术、牙周洁治术、活髓保存术、活动义齿修复术、牙槽骨整形术、骨折颌间固定术、残根残冠修复术、脓肿切开引流术、牙龈瘤切除术等关键医疗服务技术的能力。

（2）推荐标准　二级医院还可以开展面部开放性外伤、上颌骨骨折、下颌骨骨折、颚骨骨折、颌面部血管瘤、颌骨囊肿、舌下腺囊肿、阻生牙、牙槽骨增生、三叉神经痛等疾病的救治。还可以开展唾液腺囊肿切除术、口腔软组织肿物切除术、面额血管瘤切除术、面神经解剖术、人工种植体植入术、颌下腺摘除术、颧骨骨折切开复位内固定术、牙龈翻瓣术、唇颊沟加深术等关键医疗服务技术。

19. 皮肤科

（1）基本标准　二级医院应具备湿疹、荨麻疹、痤疮、接触性皮炎、带状疱疹、单纯疱疹、脓疱疮、药疹、丹毒、银屑病、过敏性皮炎、神经性皮炎、过敏性紫癜、皮肤瘙痒症、日光疹、色素痣、白癜风、疥疮、湿疹样皮炎等疾病的救治能力。还应具备挤压术、冷冻术、微波治疗术、变应原检测等关键医疗服务技术的能力。

（2）推荐标准　二级医院还可以开展葡萄球菌性烫伤皮肤综合征、外阴良性肿瘤、皮肤粉瘤、皮肤肿瘤等疾病的救治。还可以开展皮肤肿瘤切除术、紫外线治疗术、血管硬化剂注射、电灼术、多功能手术等关键医疗服务技术。

20. 急诊科　二级医院急诊科要能承担本地区内的急诊救治任务，稳定患者病情并向上级医院转诊。

21. 麻醉科

（1）基本标准　二级医院应具备全身麻醉、臂丛神经阻滞麻醉、术后镇痛、颈神经丛阻滞麻醉、气管支气管内麻醉等项目的开展能力。

（2）推荐标准　二级医院还可以开展有创动脉血压监测、晚期癌症的镇痛、常见疼痛性疾病的镇痛、重症产科麻醉、脑复苏术等项目。

（四）医技科室医疗服务能力

医技科室的服务能力直接影响临床医师对患者的救治，尤其是检验科、病理科、医学影像科等，反映了二级医院的整体服务水平。

1. 药学 药学科人员需要审核医师医嘱、进行患者查房、提供用药咨询、开展用药教育、组织院内培训、检测重点药品、注意药品不良反应、点评门诊和住院处方等。

2. 检验 二级医院应开展全血细胞计数+3 分群检测，血红蛋白（Hb）测定，红细胞（RBC）计数，血细胞比容（HCT）测定，白细胞（WBC）计数，白细胞分类及形态检查，血小板计数，尿液干化学分析，尿酸碱度检查，尿比重测定，尿蛋白定性试验，尿糖定性试验，尿酮体定性试验，尿胆红素定性试验，尿胆原定性试验，尿沉渣镜检，粪便常规检查，粪便隐血试验等检验项目。

3. 病理 二级医院病理应开展病理活检、病理诊断等病理关键技术。还可以开展术中冰冻切片等病理项目。

4. 影像医学 二级医院的医学影像学科应开展 X 线，CT，消化道造影等关键技术。还可以开展 CT 三维成像，胃肠造影，磁共振等关键医疗技术。

5. 超声 三级医院的超声科应开展腹部彩超，产科彩超，妇科彩超，心脏彩超，浅表器官常见病的彩超等关键技术。

三、基层医院医疗卫生服务能力标准

（一）基层医院的任务与配置

基层医院主要包括乡镇卫生院、村卫生室和社区医院，主要向一定人口的社区或乡镇提供医疗、保健、预防、康复等医疗卫生服务，基层医院在社会发展中承担着重要的作用，能为患者提供基础的医疗卫生服务，能有效解决一些常见病、慢性病和多发病。

1. 主要任务 基层医院需要向一定区域内提供基本医疗服务、公共卫生服务、健康管理服务，有条件的基层医院也可以考虑承担其他基层医疗卫生机构的教学和培训工作，以及提供家庭病房等服务。

基层医院主要提供常见、多发疾病的门诊服务；合理使用药品和设备；提供中医药、基础公共卫生、一定的急诊、家庭医生转诊服务，也可以提供住院、康复、居家护理服务。

2. 科室设置 基层医院的临床科室主要设置为全科、中医、康复、抢救、发热门诊、口腔、康复科等，有条件的基层医院也可以设置儿科、口腔科、眼科等其他科室。

基层医院的医技科室主要设置为药剂科、放射科、检验科、B 超、心电图、健康管理科、消毒供应科等。

基层医院还需要承担一定的公共卫生和预防职能,可设置预防接种门诊、保健室(儿童、妇女)、宣教室、听力/视力/心理/行为发育检查室等,有条件的还可以设置心理咨询、预防保健等特色科室,同时优化布局,便于识别和寻找。

基层医院也可以设置职能科室,主要包括党办、院办、医务、护理、财务、信息、病案、医保、院感、后勤等管理科室。

3. 设备设施设置 基层医院的建筑面积可设置为 1400 m^2(3 万～5 万人口);1700 m^2(5 万～7 万人口);2000 m^2(7 万～10 万人口),根据不同的人口数量合理设置面积,同时根据不同的床位数增加建筑面积,1～50 张床位,每增加 1 张床至少增加 25 m^2。50 张床位以上,每增加 1 张床至少增加 30 m^2。

基层医院的床位一般在 20～50 张床,至少设置 5 张日间观察床或住院床位,有条件的基层医院也可以设置家庭病床并超过 50 张床位。

基层医院应配备必要的设备,例如听力/视力/心理行为发育筛查工具、DR、彩超、十二导联心电图器、心电监测仪、全自动生化分析仪、血凝仪、血压监测仪、生物安全柜,有条件的也可以配备便携式设备及交通工具。

基层医院的布局应合理,卫生间洗手池等采用自动开关,设置无障碍设施,两层及以上需要设置电梯,在诊室、治疗室等设置必要的私密保护措施,配备独立的母婴室,院内配备制冷、采暖设备,候诊区要有舒适度较好的候诊椅,有肠道门诊的需配备独立的厕所。有条件的基层医院还可以配备自动机、叫号系统等。

4. 人员配备 基层医院的人员应根据服务人口量进行科学、合理的配备,每万名服务人口至少配备 2 名全科医师,公共卫生医师占专业技术人员编制的比例不低于 25% 且至少配备 1 名,大专及以上学历的卫生技术人员比例要高于 50%,至少配备 2 名从事儿童保健的医师。有条件的基层医院也可以提高人员要求。

(二)医疗服务

1. 门急诊服务 基层医院可设置咨询台、分诊处、候诊区、老年服务点并提供轮椅、担架等设施,布局设置合理,指引清晰,设置人性化。提供常见病、多发病、慢性病的就诊服务,实现挂号、收费、结算一站式服务。有条件的基层医院可以优化就诊流程,缩短等待时间,规范急诊、门诊流程,加强医疗质量监管。

2. 住院服务 基层医院能提供常见病、多发病的住院服务,设置留观、住院、转诊制度及服务流程,提供各种便民措施,进行出院患者的随访。有条件的可以提供安宁疗护和长期照护,并分析住院情况,改进住院医疗质量。

3. 家庭医生 基层医院需要提供个人和家庭医师的签约服务,服务内容清晰明确。原则上每个家庭医生签约不超过 1200 人,每个家庭医生团队签约不超过 2000 人,签约覆盖率要达到 70% 以上,针对不同人群提供个性化服务,优先为签约人员提供门诊、住院、检查、转诊等服务,定期开展家庭医生考核。有条件的基层医院签约覆盖率可达到 80%

以上,在区/县内排名前 20%,并与二、三级医院进行联合签约,同时能提供家庭病床服务。

4. 转诊服务　基层医院应至少与 1 家相对固定的上级医院签订双向转诊协议,有转诊系统并记录转诊信息。与转诊机构之间能互相反馈信息,提供上级医院的预约挂号、预约检查、预约住院服务。

5. 远程医疗　基层医院应配备远程医疗设备及网络,并有专职或兼职人员负责开展远程医疗,定期维护、改进设备,接受上级医院提供的远程医疗服务。有条件的基层医院也可以开展远程教学、培训等服务,同时改进并记录存在的问题。

6. 出诊服务　基层医院应该有出诊服务相关制度,提供并记录出诊情况,定期对出诊服务进行分析、总结、改进。

7. 就医服务　基层医院应至少能识别并诊治 50～100 种常见病和多发病,以及 20～40 种中医疾病。

8. 急诊服务　基层医院的医务人员应熟练掌握急诊知识、设备的使用,并具备应急能力,对循环、呼吸系统的急危患者做出诊断和初步的处理,同时要能开展清创、缝合、包扎、止血等技术,对急性心肌梗死、脑卒中、颅脑损伤等重点疾病有识别和初步处理能力。还要保障急救物品的完好率必须为 100%,且每年至少开展 1 次急救演练。有条件的基层医院还可以建立多学科会诊制度,并对急诊诊疗情况进行定期分析和评价,持续提升急救服务水平。

9. 全科服务　基层医院要能诊治一般的常见病、多发病,并对明确诊断的冠状动脉粥样硬化性心脏病、慢性阻塞性肺疾病、脑卒中康复期、晚期肿瘤、慢性肾功能衰竭等疾病提供健康管理服务。同时对糖尿病、高血压、冠心病等慢性病患者提供筛查、防、治服务,并能完成常规的外科包扎、止血等治疗操作。有条件的基层医院还可以提供耳鼻喉、眼科等其他服务,定期对服务质量进行评价。

10. 中医服务　基层医院至少有 1 名中医执业医师,能诊疗内、外、妇、儿常见病和多发病,能开展 6 类 10 种以上中医技术,对糖尿病和高血压能开展干预服务,能提供有效的中药、中药饮片和代煎中药服务。有条件的基层医院还可以开展对其他慢性病的中医干预措施,提供中医讲堂服务,定期开展质量评价。

11. 口腔服务　基层医院要能对口腔常见的疾病进行诊疗,诊治的疾病不少于 6 种,口腔专业相关医务人员要能熟练掌握相关诊疗器材和消毒规范,对口腔疾病的诊疗要有记录,能对儿童开展常规的口腔异常检查。有条件的基层医院还可以开展复杂拔牙术、口腔正畸、种植牙等医疗服务,并定期对口腔医疗情况进行分析和改进。

12. 康复服务　基层医院从事康复医学的工作人员要接受过专业的康复培训,能熟练开展红外线治疗、脉冲电治疗、微波治疗、中药治疗、运动疗法、康复训练等技术,并对每个康复患者制订康复计划并征得患者或家属同意,定期开展自查评价等措施。

13.儿科服务 基层医院至少配备 1 名儿科医师,能开展儿科常见病、多发病的诊治,能提供出生缺陷儿童的疾病预防、咨询和诊疗服务,能识别危重症患儿。有条件的基层医院可以设置儿童床位。

14.老年人医疗服务 针对老年人进行设备及信息的改造,适合老年人使用和操作,为老年人优先办理就诊、转诊等服务,关注老年人慢性病情况,对重点老年人群进行健康监测及评估。有条件的基层医院还可以为老年人提供家庭病床、一键呼叫服务、巡诊、康复护理、安宁疗护等服务。

15.检验服务 基层医院需要开展血常规、尿常规、大便常规、肝功能、肾功能、血脂、血清电解质、血糖检测、ABO 红细胞定型、ABO 血型鉴定、凝血功能、糖化血红蛋白、淀粉酶检测,乙型肝炎血清标志物、艾滋病、梅毒抗体检测(初筛)、Rh 血型鉴定等检验服务。有条件的基层医院还可以开展心肌损伤标志物、肿瘤标志物、血气分析、微生物等检测。

16.检查服务 基层医院需要开展 CT、DR、彩超、心电监测、B 超等检查服务。有条件的基层医院可以开展动态心电、血压监测等服务。

(三)公共卫生服务

1.健康档案管理 基层医院需按照规范要求,为辖区内常住居民开展健康档案管理服务并向个人开放,健康档案利用率要达到50%以上。有条件的基层医院还可以将电子健康档案与医疗系统实现互联互通。

2.健康教育 基层医院要有专门的场地、设施开展健康教育,并至少配备 2 名健康教育专职或兼职人员,同时利用多种形式进行健康教育的宣传,制定具体的工作职责和工作要求,并提供戒烟咨询服务。有条件的基层医院还可以对健康教育质量、内容、方式进行评价及改进。

3.预防接种 基层医院要设置场地、设施及人员对辖区内 0~6 岁儿童和其他重点人员开展预防接种服务。预防接种的药品要符合冷链管理要求,接种流程要简单、合理,预防接种建卡率要达到100%,适龄儿童的接种率达到90%、95%以上,且三年及以上不出现因预防接种而导致的医疗安全事件。

4.儿童健康管理 基层医院要设置场地、设施及人员对辖区内 0~6 岁儿童开展健康管理服务,主要针对儿童的视力、听力等进行检查、宣教、转诊工作,并将结果及时反馈给家长。新生儿访视率、0~6 岁健康管理率达到90%以上。

5.孕产妇管理 基层医院要设置场地、设施及人员对辖区内常住孕产妇开展健康管理服务,孕产妇视访率要达到90%以上,对有异常的孕产妇进行转诊及随访。

6.老年人健康管理 基层医院要设置场地、设施及人员对辖区内常住65岁以上老年人进行健康管理服务,对发现的老年人问题及时进行救治或转诊,并定期进行随访。有条件的基层医院还可以对老年人健康结果进行分析及改善工作流程。

7. 高血压、2 型糖尿病患者健康管理　基层医院要设置场地、设施及人员对辖区内常驻的高血压及 2 型糖尿病患者开展家庭医生团队签约服务,实现防、治结合。有条件的基层医院可以将已管理的高血压和 2 型糖尿病患者的血压、血糖控制率达到 60% 以上,并有上级医院医师的指导记录。

8. 严重精神障碍患者的健康管理　基层医院要设置场地、设施及人员对辖区内常驻的 6 种严重精神障碍患者开展健康管理服务,管理率要达到国家标准,同时与上级医院建立转诊、指导机制。有条件的基层医院还可以将患者的服药率、病情稳定率达到 80% 以上,规律服药率达到 45% 以上。

9. 肺结核患者的健康管理　基层医院要设置场地、设施及人员对辖区内常驻的肺结核患者开展健康管理服务,以家庭医师为主进行肺结核患者管理,可使肺结核患者的管理率、规律服药率达到 90% 以上。有条件的基层医院还可以与上级医院建立转诊、会诊制度。

10. 中医药健康管理　基层医院要设置场地、设施及人员对辖区内常驻 65 岁以上及 0～36 个月儿童开展中医药健康管理,健康管理率要超过国家或地方年度标准 1 个百分点。有条件的基层医院可以将管理率超过国家或地方 2 个百分点。

11. 传染病及突发公共卫生事件管理　基层医院要设置场地、设施及人员对传染病和突发公共卫生事件进行上报、处理,制订应急预案,传染病、公共卫生事件报告率要达到 95% 以上,工作人员要熟练掌握传染病的防控要点并进行应急预案演练。有条件的基层医院可以将传染病、突发公共卫生事件的上报率达到 100%。

12. 卫生监督协管　基层医院要设置场地、设施及人员开展辖区内的卫生监督协管服务,卫生监督协管的报告率要达到 95% 以上,并实行卫生监督协管零报告制度。有条件的基层医院可以在辖区连续 3 年内以上无食源性疾病、无饮用水卫生安全和学校卫生问题、无非法行医和非法采供血等问题。

13. 重大公共卫生项目及其他　基层医院要设置场地、设施及人员按照当地卫生行政部门的要求开展辖区内的重大公共卫生服务,建立相关部门协调机制,开展多种形式的宣教、咨询、诊疗指导,提供避孕药具自助发放,熟悉掌握重大公共卫生项目的要求及流程,监管重大公共卫生项目的质量、进度和效果。

(四)服务效果管理

基层医院每年至少开展并记录 1 次服务效率总结分析。医师每日诊疗不低于 16、20 人次;辖区内居民每年平均就诊不低于 1、2 人次;基层医院每年至少开展 1 次居民满意度调查。职工和居民满意度不低于 80%、90%。

第四节　展望

一、医疗卫生服务能力现状

(一)医疗卫生资源呈增长趋势

1. 医疗卫生机构数量增长　自2015年以来,我国医疗卫生机构数量持续增长,从2015年的98.35万个增长至2022年的103.30万个,其中医院和专业公共卫生机构数分别为3.7万个和1.3万个,基层医疗卫生机构达98万个,占比94.87%左右,可见,我国医疗卫生服务以基层医疗机构为主体,是人民健康的基础保障,是解决人民群众"看病难"的有效载体。二级医院、三级医院数量少,主要解决基层医疗机构无法救治的疾病、承接疑难危重症患者等,为人民群众提供更丰富、更先进的医疗服务,从而满足全国人民的医疗需求。

2. 卫生机构床位总数增长　2022年末,全国医院有766.3万张(78.6%),基层医疗卫生机构174.4万张(17.9%),专业公共卫生机构31.4万张(3.2%),共975.0万张床位,与2021年比较,床位增加30.0万张,增幅3.20%,主要集中在三级医院。每千人口医疗机构床位数由2021年6.70张增长到2022年6.92张。

3. 卫生总费用不断增长　2022年,全国卫生总费用约84 846.7亿元,占GDP 7.0%,较2021年卫生总费用增长10.41%,远超过全国GDP增长速度(3%)。2022年人均卫生总费用6010.0元,较2021年提高570元,主要集中在政府投入和社会卫生支出增多。

(二)诊疗能力持续提高

1. 诊疗范围稳步扩大　2021年,全国医院收治患者仍以心脑血管疾病、肿瘤和呼吸系统疾病患者为主,从疾病诊断相关分组(DRG)分析来看,全国二级三级公立医院诊疗范围逐步扩展,2021年,二级公立医院、三级公立医院诊疗病种DRG组数中位数分别为400组和611组,较2020年分别增加8组、17组。

2. 技术难度持续增强　在对口支援、城市医联体、医共体等各项医改政策的落实下,各级医疗机构诊疗水平得到提高。三级医院积极引入和开展医疗新技术,主要应用于心血管系统、消化系统疾病等多发疾病治疗,高难度手术在更多的医院得到应用,解决疑难复杂疾病能力进一步增强;二级医院开展手术治疗的患者逐年增长,逐步开展具有一定难度的手术,在提升疾病综合诊疗水平和患者医疗服务舒适性方面做出积极探索,腹腔镜和胸腔镜下操作等微创手术在更多医院得到应用。

3. 医疗服务模式创新发展 围绕人民群众看病就医过程中的急难愁盼问题,持续推进医疗服务模式创新。通过开展日间手术、微创手术来缩短患者住院和手术的等待时间、提高医疗服务效率,缓解患者"住院难"和"手术难"问题。2021年,全国开展日间手术、微创手术的三级医院分别达约70%、89%,对于减少疾病给患者带来的不便和痛苦起到积极作用。

4. 预约诊疗服务进一步落实 三级医院通过开展预约诊疗服务,扩展就诊途径、改善就医体验,方便患者就医。2021年,全国三级公立医院门诊患者平均预约诊疗率达到60.52%,根据专科特点和专家出诊习惯,设置个性化、精细化的就诊等待时间间隔,提升预约等待的精准程度,使门诊患者流量更合理、资源配置更科学,提升患者就医效率。目前,我国三级公立医院门诊患者预约后平均等待时间20.12分钟,北京、宁夏、广东、福建、浙江的门诊患者预约诊疗比例相对较高。

二、医疗卫生服务当前存在的问题

(一)医疗资源分布不均衡

医疗资源情况与地区经济状况密切相关。从全国看,优质医疗资源主要集中在经济发达省份和省会城市,中西部地区和非省会城市三级公立医院的医疗服务水平相对较弱,华北、华东地区的医院医疗水平的综合实力仍明显高于其他地区,一些新技术的应用以及难度较高手术的开展普遍集中于华北、华东等地区。农村与城市医疗机构服务能力差距大,与农村地区相比,城市优质医疗资源更充足,居民更倾向于直接去上级医院就诊,对基层常见病诊疗服务利用较低。而各级医疗机构服务能力与地区经济发展是否具有协调性,是调整医疗资源配置、提高医疗服务能力的重要依据,也是目前提高医疗服务能力研究的热点,本书第五章对我国医疗服务能力与经济发展的协调性作具体论述。

(二)医务人员结构分布不均衡

卫生人才队伍与医院发展建设仍需较长时间配套,一是护士人员相对不足,《国务院办公厅关于推动公立医院高质量发展的意见》(国办发〔2021〕18号)要求增加护士配备,逐步达到医护比1∶2左右,2021年,全国二级公立医院、三级公立医院医护比分别为1∶1.56、1∶1.52,总体达到1∶2比例仍有较大差距。二是紧缺专业医师力量不足,由于临床医师培养周期长,不同专业工作负担难度不同,容易出现个别专业人才不足,包括麻醉、儿科、重症、病理、中医等专业。三是医务人员职称评审难度大、高级职称人员占比低,临床医师不仅要会看病也要会管理患者各方面情况,还要坚持做科学研究,更有教学任务,因此晋升高级职称较难,2021年全国三级公立医院的卫生技术人员中具有副高级职称及以上的医务人员比例为18.66%。四是基层医疗机构人员水平相对落后,不同地区间差异较大,2021年,全国平均每家县医院硕士及以上学历人员仅16人,东、中、西部

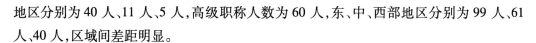

地区分别为40人、11人、5人,高级职称人数为60人,东、中、西部地区分别为99人、61人、40人,区域间差距明显。

(三)高素质人才缺乏

医疗机构缺乏高精尖技术人才。医学教育人才供给不足,医学专业对学生要求高、培养周期长,使得医学人才长期缺口;目前,大部分公立医疗机构薪酬分配制度未真正体现医务人员价值,发挥有效激励作用,加之临床工作压力大,使得优秀人才流失医疗卫生领域,从而没有足够人才在医学科研、学术研究、成果转化等领域开拓创新。尤其是基层医生整体素质不足,队伍结构薄弱,年轻医生、高学历人才和全科医师缺乏,地区之间人员结构差异较大,由于薪酬水平低、发展前景有限等问题,基层医生岗位缺乏吸引力,使得基层医疗卫生机构,尤其是社会经济水平欠发达的中、西部地区和农村地区高学历、年轻医生不足的现象更加突出。

(四)医疗数据质量差

医疗服务能力评价采用医疗机构医疗数据评价更为科学、客观、具有可比性,数据质量直接影响评价结果的准确性,信息化的建设有助于提高医院数据采集的准确性,提升医疗服务效率、提高医院的服务水平与核心竞争力,使医疗服务中有更多的时间为患者提供医疗服务,提高患者满意度和信任度。

医疗机构信息系统包括各科室、各项业务、各类医疗活动等的信息管理,为不同业务和人员提供信息化便利,有财务管理系统、人事管理系统、门诊和手术系统、住院预约系统、患者住院管理系统、医疗设备管理系统、后勤管理系统、药库管理系统、病案管理系统、医疗统计查询系统、医疗质量评价系统、医疗质量控制系统等,由于不同系统存在数据接口、技术壁垒等问题,医院内部信息系统之间数据交换可能存在问题,导致数据利用效率低、数据统计准确性降低。目前我国不同级别、不同地区医疗机构信息化水平参差不齐,2021年全国电子病历系统应用水平分级二级、三级公立医院平均级别分别为2.60级、3.83级。2021年,60.36%的二级公立医院的电子病历系统应用水平分级达到3级及以上,基本满足部门间数据交换的要求,0.3%的二级公立医院达到5级水平,78.55%的三级公立医院达到4级及以上水平,9.75%的三级公立医院达到5级及以上水平。发达地区医院信息化建设和应用能力较强,主要集中在北京、上海、江苏等地。

三、医疗卫生服务能力发展对策

(一)加快医疗信息化建设

随着医疗服务需求的不断增长,医疗改革措施的逐步深入,对各级各类医疗机构提出更高的要求,医疗业务、医院管理等方面更要精准、规范、标准化发展。使用全国统一的医疗术语,包括临床诊断术语集、疾病分类编码、手术分类编码、医疗收费编码、医保收费编码等各类临床医疗涉及的分类,从而实现不同地区、不同医院的医疗数据统一标准。规范医院业务处理、数据处理的流程,医院信息系统进行规范化可以优化信息通路,加速信息流通和交换,提高信息处理的能力。通过建立标准化网络技术、统一规格的数据库等,使得不同医院信息系统之间能够实现数据交换、直观可比。建设互联网诊疗和远程医疗服务,完善互联网诊疗管理,促进互联网医院健康发展,健全省—地市—县—乡—村五级远程医疗服务网络,提升服务水平。

(二)建立健全医疗卫生服务体系

2019 年底新冠肺炎肆虐全国,医疗卫生服务体系面临严峻考验。在后疫情时代,更需要建立一个完善的医疗卫生服务体系,不仅要增加优质医疗资源,更要分层分级提高医疗卫生服务能力,有效满足群众就医需求。一要建设国家医学高峰和省级医疗高地。推进国家医学中心和国家区域医疗中心规划设置和布局建设,集中力量开展疑难危重症诊治技术攻关。截至 2023 年,已设置心血管、儿科、呼吸等 13 个类别的国家医学中心,确定五批 125 个国家区域医疗中心建设项目,覆盖所有省份。二要加快提高市级和县级医院专科能力。聚焦重点病种和专科,布局省级区域医疗中心,缩小地市重点疾病诊疗水平与省会城市的差距。2022 年,全国 87.71% 的县级医院达到医疗服务能力基本标准。三要完善基层医疗卫生服务体系。加强乡镇卫生院和社区卫生服务机构建设,发展社区医院,深入开展"优质服务基层行"活动。四要推进县域医共体、城市医疗集团建设。畅通双向转诊机制,成立专科联盟,扩大优质专科资源辐射面,将优质医疗资源下沉到基层,提升医疗服务能力水平,从而更好实现人人享有基本卫生服务的要求。

第三章 卫生经济学

第一节 卫生经济学的产生、发展及研究内容

卫生经济学是经济学一门分支学科,是卫生部门卫生服务领域中的经济学,它运用经济学的理论和方法研究健康领域经济现象和规律,目的是揭示经济主体之间的经济关系和经济活动中的经济规律,以解决卫生领域中的经济问题,并为制订相关的卫生经济政策提供信息。

卫生经济学的研究对象是卫生服务过程中的经济活动和经济关系,即卫生生产力和卫生生产关系;研究的内容是揭示上述经济活动和经济关系的规律,达到最优配置利用卫生资源,提高卫生服务的社会效益和经济效益。

一、卫生经济学的产生与发展

当代卫生经济学家认为,20 世纪 50 年代卫生经济学作为一门分支学科在西方国家产生,而中国卫生经济学大约产生于 20 世纪 70 年代。20 世纪 80 年代初中国第一代经济学家开始借鉴西方发达国家卫生经济学优秀研究成果,在社会主义基本经济理论指导下,针对我国大量经济问题进行研究,为经济学发展做出重大贡献,同时也促进了中国卫生经济学的产生与发展。

二、卫生经济学的研究内容

随着社会经济学发展、健康转型和卫生事业变革,卫生经济学研究的问题发生变化,研究方法不断更新,卫生经济学研究内容也发生变化。2000 年,安东尼和约瑟夫·纽豪斯主编《卫生经济学手册》,研究内容包括:医疗服务需求与保险报销、保险市场、管理保健与契约、特定人群卫生经济学、医疗服务市场、法律与管制、健康行为经济学、健康测量、公平性等。2011 年,安东尼和亚当·瓦格斯塔夫联合发表的论文《卫生经济学四十年发展文献学分析》,更新后的卫生经济学研究内容包括健康及其价值、效率和公平、健康和不健康的决定因素、公共卫生、健康与经济、卫生统计学与计量经济学、健康与卫生服务需求、医疗保险、卫生服务供给、人力资源、卫生保健市场以及经济学评价共 12 个研究方向。

本书研究紧密结合卫生改革与发展的实践,主要集中在以下6个方面展开:卫生经济政策、卫生服务需求与供给、卫生总费用、卫生资源配置、卫生经济学分析与评价、疾病经济负担。

第二节 卫生经济政策

一、卫生经济政策的概念和目标

(一)卫生经济政策的概念

卫生经济政策是政府宏观公共政策的重要组成部分,是政府管理和调控卫生事业的重要手段,对于明确卫生健康事业发展目标、促进卫生资源优化配置提高人民健康水平起到积极促进作用。

卫生经济政策是指在充分发挥市场资源配置和政府宏观调控的基础上,由政府相关职能部门制定的关于卫生事业总体发展目标和方向的经济手段。包括卫生资源的筹资、开发、配置和利用等方面的措施、条例、计划和规划。作为国家宏观经济政策的重要组成部分,卫生经济政策是政府发展和管理卫生事业的主要手段,涵盖宏观和微观2个层面。宏观卫生经济政策涉及卫生事业发展的指导思想、战略重点、指导方针和医疗保健制度等,微观卫生经济政策包括卫生经济管理和卫生价格政策等。

虽然在市场经济条件下经济活动主要靠市场机制调节,但由于市场失灵的存在,政府仍然有必要对经济活动进行管理和干预,特别是在卫生健康领域更需要政府的调控和干预,制定相应经济政策是管理和干预重要手段。政府结合居民公共健康需求和社会经济状况,通过卫生经济政策工具明确宏观卫生健康事业发展目标;规范卫生服务市场促进公平有效使用稀缺的卫生资源,以满足人民日益增长的对卫生服务需求和需要,保障卫生服务体系的可持续发展。

卫生经济政策体现了卫生事业的性质,对人民享有的卫生服务水平有重要影响,具有指导、协调控制和分配3个主要功能。首先,它具有指导功能,确定了政府卫生事业发展的目标和方向。其次,通过对卫生资源的合理控制和最优配置,协调各方面的利益,实现公众利益均衡,发挥卫生资源最大社会效用。最后,卫生经济政策在资源配置中强调政府宏观调控与市场优化资源配置的作用,以实现效率与公平的兼顾分配原则。需要注意的是,卫生经济政策是在特定历史条件下制定的,必须随着社会经济和卫生事业的发展不断修订、完善和发展。

（二）卫生经济政策的目标

卫生经济政策目标，指政策制定者希望通过卫生经济政策的实施所达到的效果。它主要表现为卫生经济和社会效益的提高，区域人群卫生状况和卫生指标的改善。卫生经济政策是培育卫生服务市场，改善市场失灵的重要工具，通过科学的政策工具组合实现卫生系统发展目标。

卫生经济政策的最终目标：①提高人民的健康水平；②确保消费者满意；③使卫生系统具有筹资风险保护作用，即保证消费者不因就医而遭受经济上的巨额损失。通过各项卫生经济政策的不断完善和协调配合，促进卫生服务市场机制和政府作用的有机结合，提升卫生服务体系公平、效率、稳定、可持续与质量等发展目标，保障最终目标的实现。

二、我国卫生经济政策的发展阶段

我国的医药卫生体系在不断发展和完善，为全民健康做出重大贡献，卫生经济政策成为推进改革的重要工具。我国卫生经济政策大体经历了以下几个阶段。

1. 1949—1978 年发展阶段　形成与经济发展相适应的卫生经济政策，卫生部门医院工作人员的工资全部由国家预算开支，医院财务采取"全额管理、定项补助、预算包干"的方式，允许药品的批零差价收入作为补偿的一部分。

2. 1979—2002 年探索阶段　医保覆盖面大幅下降，要建立社会统筹和个人账户相结合的社会医疗保险。1994 年起通过两年"两江"试点扩大到全国 57 个城市，2002 年国家明确提出建立和完善农村合作医疗制度和医疗救助制度。

3. 2003—2015 年改革阶段　SARS 的流行推动了对医药卫生体制改革的深入。2009 年 3 月新一轮医疗体制改革建立起覆盖城乡居民的基本医疗卫生制度。

4. 2016 年起"健康中国"战略　2016 年全国卫生与健康大会强调"健康中国"的理念，明确了新时期工作方针是"以基层为重点，以改革创新为动力，预防为主，中西医并重，将健康融入所有政策，人民共建共享"。根本要求是健康优先，基本策略是"健康融入所有政策"。

三、国家现阶段卫生政策

（一）"健康中国"战略

2016 年强调"健康中国"建设理念，"以基层为重点，以改革创新为动力，预防为主，中西医并重，将健康融入所有政策，人民共建共享"是中国政府的健康价值观。"健康中国"战略明确新时期卫生健康事业的优先重点和发展策略，是全面提升中华民族健康素质、实现人民健康与经济社会协调发展的国家战略，是积极参与全球健康治理、履行 2030 可持续发展议程的重大举措。同年 10 月发布《"健康中国 2030"规划纲要》提出"三步走"战略目标。从健康影响因素的广泛性、社会性、整体性出发,强调政府的统筹协调责任,突出健康中国战略的根本要求是健康优先,基本策略是"健康融入所有政策"。制度化地把促进健康的理念和要求纳入卫生经济政策制订和实施的全过程,政策制订中要以改善人群健康和健康公平为目标,通过跨部门公共政策制订的方法,促进各相关部门在实现政策目标过程中,增加健康价值理念,追求制度化地将健康、公平和可持续作为政策制订过程的一个标准模块,通过部门协作避免对健康造成不利影响。

(二)主要卫生经济政策及改革

1.区域卫生规划 具体规划是实现"健康中国"战略目标分阶段实施路径。2021年2月,全国卫生健康工作会议要求推进新发展阶段卫生健康事业高质量发展。为进一步促进资源的优化配置,指导各级卫生健康行政部门制订区域医疗机构设置规划,2022年1月12日,国家卫生健康委员会印发《医疗机构设置规划指导原则(2021—2025年)》衔接国家发展重要部署,以人民健康需求为导向、顺应新时代发展需求、围绕高质量发展主题,为充分体现政府宏观调控和市场配置资源的作用,促进医疗卫生资源优化配置,实现城乡医疗服务体系协调发展、医疗服务能力全面增强、医疗服务公平性与可及性有效提升提供了重要依据和工具指引。

2.补偿政策 公共卫生服务要通过政府筹资,实现基本公共卫生服务均等化成为新医改的重点任务之一。基本公共卫生服务的范围也根据人民健康需求和财政收入水平动态调整。2021年3月《中华人民共和国国民经济和社会发展第十四个五年规划和2035年远景目标纲要》进一步明确,改革疾病预防控制体系,建立稳定的公共卫生事业投入机制,落实医疗机构公共卫生责任。随着医药分开综合改革的推进,医疗机构的补偿方式由政府财政投入、医疗服务收入和药品收入3个渠道向财政投入和医疗服务收入2个渠道转变。多个地区推动了医药分开综合改革,与医疗服务价格改革、药品集中招标采购、医保制度改革等结合起来,促进公立医疗机构补助结构的调整和优化。

3.价格政策 新医改提出价格改革方向,对非营利性医疗机构提供的基本医疗服务,实行政府指导价,其余由医疗机构自主定价。基本医疗服务价格按照扣除财政补助的服务成本制定,体现医疗服务合理成本和技术劳务价值。不同级别的医疗机构和医生提供的服务,实行分级定价。规范公立医疗机构收费项目和标准,探索按病种收费等收费方式改革。建立医用设备仪器价格监测、检查治疗服务成本监审及其价格定期调整制度,改革药品价格形成机制。

四、河南省现阶段卫生政策

2023年是中国式现代化建设的开局之年,是落实河南省第十一次党代会部署的攻坚之年。全年工作主线是:深入贯彻党的二十大精神,锚定"两个确保",紧扣"十大战略",

聚焦实施"十大专项",奋力实现"六个突破"(在健康河南行动、公共卫生治理、深化改革攻坚、基层发展能力、中医药强省建设、能力作风建设6个方面实现新突破),为全面建设现代化河南提供健康保障。

(一)紧扣十大战略,实施十大专项

中国共产党河南省第十一次代表大会明确"两个确保"的奋斗目标,提出实施创新驱动、优势再造、换道领跑、乡村振兴、全面深化改革等"十大战略"、描绘了全面建设现代化河南的宏伟蓝图。卫生健康工作是现代化建设的重要组成部分,必须紧扣十大战略,通过实施一批变革牵引举措,引领健康河南趁势而上实现高质量发展。

一是坚持创新驱动,实施医学科技创新和人才培养专项。以重建省医学科学院为牵引,培育一流创新平台,引育一流创新人才,创新一流科研机制,打造一流创新生态。

二是加速优势再造,实施医疗服务能力提升专项和中医药传承创新"六高"并进专项。通过"六高"并进举措推动中医药强省建设。

三是围绕乡村振兴,实施基层卫生补短板专项和健康河南行动、爱国卫生运动创新专项。

四是以改革促发展,实施公共卫生能力提升专项和深化医改提质提速专项。

五是采取换道领跑,实施"一老一小"和妇女健康服务专项。

六是推动数字化转型,实施全民健康数字治理专项。

(二)建设健康河南

一是要有坚实的基础。2022年,河南每千人口医疗卫生机构床位数、执业(助理)医师数、注册护士数预计分别达到7.65张(全国2021年6.7张)、3.17人(全国2021年3.04人)、3.56人(全国2021年3.56人),比2012年分别提高了82.58%、78.09%、114.46%。2021年,全省人均期望寿命达到77.9岁(全国78.2岁),居民健康素养水平达到28.4%(全国25.4%),增幅均超过全国平均水平;2022年,全省婴儿死亡率、5岁以下儿童死亡率、孕产妇分别降至2.52%(全国2021年5.0%)、3.77‰(全国2021年7.1‰)、9.04/10万(全国2021年16.1/10万),连续多年优于全国平均水平,在全国处于领跑位次。"两个超越"和"三个领跑"彰显了河南省居民健康水平和健康保障水平的显著提升。人民群众健康意识显著提升,全社会关注健康、追求健康、维护健康的氛围前所未有,这些都凝聚成推进健康河南建设的强大思想基础。

二是要补短板强弱项。虽然近年我河南省卫生健康工作取得了较好的成效,但发展不平衡不充分的矛盾依然存在,主要表现在:优质医疗资源总量不足、区域分布不均衡,医疗技术水平和服务能力仍不能满足人民群众的健康需求,仅有郑州大学第一附属医院和河南省人民医院两家医院入选全国百佳医院,仍有不少群众到北京、上海就医,省域外转率接近5%;各级疾控机构职责分工和定位不够清晰,部分地区财政投入不足,保障机制和人员激励机制有待完善;高层次医疗人才和基层卫生人才匮乏并存,科技创新能力不足;高血压、糖尿病等慢性病已成为居民主要健康问题,心脑血管疾病报告发病率877.45/10 万、死亡率 286/10 万,高于全国平均水平(报告发病率 600/10 万、死亡率209/10 万),群众健康知识掌握不足,不良生活方式仍较普遍;生育水平持续走低,老龄化程度加深,人口负增长下"老龄化少子化"将成为常态。

三是健康河南面临难得的机遇。习近平总书记在党的二十大报告中强调,要把保障人民健康放在优先发展的战略位置。卫生健康事业在现代化建设全局中的基础性地位和重要支撑作用进一步凸显。经历新冠疫情,各级党委政府对卫生健康事业的重视程度空前高涨,健康越来越成为群众关心的重大民生福祉、社会关注的重点投资领域。总体上,河南省卫生健康发展正处于大有可为的重要战略机遇期。

(三)推动健康河南建设实现新突破

1. 2022 年全省卫生健康系统的主要指标 包含以下几个方面。

一是健康指标持续改善,实现"两高",即全省人均预期寿命增幅、居民健康素养水平高于全国平均水平,以及"三低",即婴儿死亡率、5 岁以下儿童死亡率、孕产妇死亡率保持低于全国平均水平。

二是资源配置指标持续提升,每千人口医疗卫生机构床位数、执业(助理)医师数、注册护士数、公共卫生人员数、拥有 3 岁以下婴幼儿托位数要分别达到7.8 张(全国 2021 年6.7 张)、3.2 人(全国 2021 年 3.04 人)、3.76 人(全国 2021 年 3.56 人)、0.85 人(全国2021 年 0.68 人)、3 个(全国 2021 年 2.03 个),每万人口全科医生数达到 3.42 人(全国2021 年 3.08 人)。

三是群众获得感指标持续转优,分时段预约精确到 30 min 以内,院前急救平均反应时间缩短到 15 min 以内,二级医院平均住院日在 9 d 以内(2021 年全国 9.4 d),三级医院平均住院日在 8 d 以内(2021 年全国 8.8 d),个人卫生支出占卫生总费用的比重降低到29.9%(2021 年全国 27.7%),二级以上公立医院患者满意度持续保持在 90% 以上,三级公立医院考核进入 A 等级以上的达到 15 所(2021 年河南省 11 所),其他专科医院考核进入 A 等级以上的达到 6 所(2021 年河南省 4 所)。

2. 工作目标 是在健康促进、公共卫生、深化改革、基层卫生、中医强省、能力作风6 个方面取得新突破,为全面建设现代化河南开好局起好步提供健康保障。

一要健康河南行动取得新突破。以《河南省基本医疗卫生与健康促进条例》立法为抓手,明确政府、社会、个人责任,破解卫生健康事业发展中的难点。探索建立健康影响评价制度,促进健康生活方式更加普及,重点人群健康状况显著改善,主要健康指标持续优化。打造一批在全国有影响、有特色的示范行动,努力在健康中国战略中彰显河南特色,形成河南亮点。

二要公共卫生治理取得新突破。推进疾病预防控制体系改革,从更广领域、更大范围、更多角度做好疾病预防控制,建成"防、控、治"三位一体的重大疾病防控救治体系。

完善医防协同机制,促进专业公共卫生机构、综合性医院和专科医院、基层医疗卫生机构紧密衔接,做到医中有防、防中有医、医防融合。

三要深化改革攻坚取得新突破。持续推动从以治病为中心转变为以人民健康为中心,着力解决人民群众看病就医急难愁盼问题,努力实现疑难重症不出省、大病不出县、小病不出村,让广大人民群众能够就近获得更加公平可及、系统连续的医疗卫生服务。

四要基层发展能力取得新突破。树立大抓基层的鲜明导向,推动资金、人才、技术、资源、管理下沉,将基本建设投资增量优先向基层倾斜,深入推进基层医疗卫生机构综合改革,全面推动基层卫生健康工作高质量发展,人民群众对基层医疗卫生服务的满意度稳步提高。

五要中医药强省建设取得新突破。推动完善中医药发展政策体系和行业治理体系。筑牢基层中医药服务网底,做到乡乡有医馆、村村有中医服务。加强科普宣教,深度挖掘、弘扬中医药文化,推动中医药领域文旅文创发展。

六要能力作风建设取得新突破。突出以基层为重点、以人民健康为中心的工作导向,大兴学习之风、调查研究之风、求真并实之风,营造干事创业的良好氛围。完善评价考核指标体系,强化评价考核结果运用,与干部评价激励、选拔任用挂钩,凝聚推动事业发展的强大力量。

第三节　卫生服务需求与供给

一、卫生服务需求

卫生服务需求是指在一定时期内、一定价格条件下,消费者有意愿且有能力购买的卫生服务数量。卫生服务需求的形成有两个必要条件:一是消费者有购买愿望;二是消费者有支付能力。

(一)卫生服务需求的特点

1. 消费者信息缺乏(供需之间信息不对称)　在非卫生服务市场,不同知识程度的消费者可以灵活选择所需的货物和劳务。然而,在卫生服务市场中,由于医学专业的复杂性,消费者缺乏对医学知识和信息的了解,因此难以判断是否患病以及患有何种疾病。他们也难以确定需要何种卫生服务和服务的数量,同时对所获得服务的质量和价格也难以准确判断。由于疾病对健康的危害,消费者迫切需要及时获得服务,导致他们没有足够的时间来评估服务的数量、质量以及比较服务价格。因此,在卫生服务供需双方之间存在着明显的信息不对称,消费者在接受医疗服务时必须依赖提供者,缺乏足够信息来做出自主的消费选择。

2. 卫生服务需求的被动性　卫生服务需求的产生需经历 4 个阶段:一是通过自我判断是否需要获得卫生服务;二是为了健康决定到卫生服务机构获得服务;三是由医务人员判断其是否应该接受卫生服务及服务的种类、数量;四是消费者实际地对卫生服务的利用。在需求产生的 4 个阶段中,虽然是消费者最初决定去接受服务,而且最终也是由消费者决定是否接受某种服务,但由于消费者对卫生服务知识的缺乏,其获得卫生服务的愿望与医务人员的判断之间,在卫生服务的质和量方面都存在着一定的差异,因此,最终卫生服务的需求主要还是受医务人员判断的影响,所以对消费者来说是在明显的被动状态下利用卫生服务。而且,由于消费者在消费卫生服务时,往往带有求助的心理,而医务人员可以帮助消费者解除病痛,使之向健康转化,因此两者之间存在着救助与被救助的关系,卫生服务需求者与供给者之间并不存在平等的交换关系。

3. 卫生服务利用的效益外在性　卫生服务的利用与一般物品或服务的消费有所不同。在市场购买一般物品后,该物品所带来的好处或效益仅限于消费者本人享受。然而,卫生服务的消费情况则呈现不同。例如,在传染病防治中,当易感人群接种疫苗或传染病患者治愈时,相当于根除传染源,切断传染病的传播途径,对与之有接触的人群提供保护。换句话说,卫生服务的利用在消费者之外带来了正面效益,体现卫生服务利用效益的外在性。在这种情况下,如果消费者本身未意识到疾病的严重性或无法支付相关费用,导致缺乏对卫生服务的需求,政府或社会就有责任采取一定的措施确保这些患者获得必要的卫生服务,以保护其他人的健康状况。

4. 卫生服务需求的不确定性　个体发生病伤是偶发事件,因此要预测哪个人会患病并需要利用卫生服务非常困难。此外,由于个体差异,即使是相同病症的人,他们所需的服务也可能不同,从而产生不同的卫生服务利用结果,增加了卫生服务需求的不确定性。然而,对于整体群体而言,病伤的发生具有一定的规律性。通常可以通过人群的患病率或就诊率来反映其卫生服务的需要和需求,因此可以对某一人群的卫生服务需求水平进行预测。

5. 卫生服务费用支付的多元性　人人享有健康的权利,而卫生服务是保障居民健康的重要手段。为了获得基本的卫生服务、保障全体居民的健康并减轻疾病对个体带来的经济风险,在卫生服务领域的筹资系统中,通常会有医疗保险、社会救助、企业和政府的介入。这些介入使一部分人的收入部分地转移给卫生服务的消费者,从而改变了卫生服务消费者的购买力以及对卫生服务价格的敏感度,进而改变了其消费行为,也对卫生服务需求的数量和质量产生了影响。

(二)卫生服务需求影响因素

1. 一般经济因素　卫生服务价格,个人主观偏好,需求者收入,替代品(服务)的价格,互补物品的价格,对未来物品(或服务)供应情况的预判,货币的储蓄。

2. 人口社会文化因素　在影响卫生服务需求因素中,人口社会文化因素包括许多方面,如人口的数量、人口年龄别构成性别、受教育年限、住房条件等。

3. 健康状况　根据迈克·格罗斯曼的观点,消费者对健康的需求出于两个原因:健康是消费物品(服务),它可以使消费者感觉良好。健康是一种投资物品(服务),健康状态将决定消费者可以利用的时间量。

4. 时间价值　时间价值是影响卫生服务需求的一个重要因素,如医生的时间,消费者的时间,在免费或基本免费的卫生服务体制下时间成本占较大比例。

5. 卫生服务供给者　医生在提供卫生服务时,不仅考虑到患者的利益,同时也会考虑到自己的经济利益。因此,在一定条件下可以诱导消费者更多地消费某种卫生服务,产生诱导需求的现象。

6. 医疗保险　居民对卫生服务的支付能力不仅决定于自己的经济状况,而且是与医疗保险分不开的(起付线、封顶线、按比例补偿)。

二、卫生服务供给

卫生服务供给指卫生服务提供者在一定时期内、一定价格水平下、愿意且能够提供的卫生服务的数量。作为供给应具备的两个条件:有供给愿望和有供给能力。

(一)卫生服务供给的特点

1. 垄断性　市场进入不是自由的;高度专业性和技术性导致垄断性,提供者具有一定的特权;传统经济学认为垄断会导致卫生服务提供的低质量及低效率,还会导致卫生资源不能得到有效的利用及卫生资源的不合理配置。

2. 不确定性　由于卫生服务对象存在着个体差异,对同一类型的疾病,应根据患者的具体情况,采取不同的治疗方案或治疗手段,即使患者的病情及其他影响患病的因素基本相同,也应具体情况具体分析,提供服务时应因人而异。卫生服务不能够像一般商品那样进行批量生产。

3. 公共产品　公共产品具有非排他性或非竞争性。对于这类产品人们会试图"免费搭车",个人的需求少市场会极度萎缩,导致公共产品的提供数量远低于社会所需要的数量。

4. 非排他性　指无法将这种商品据为己有,而将其他人排除在消费之外,这意味着不能或很难对人们消费这种商品收费。非竞争性:是指一种商品在给定的生产水平下,向一个额外消费者提供该商品的边际成本为零。这意味着共享消费的可能性,即一个个体的消费不减少其他个体可获得的消费量。

5. 外部性　卫生服务的提供具有外部经济效应,即提供卫生服务不仅使卫生消费者受益,而且对他人及社会造成影响,但这种影响并没有从货币或市场交易中反映出来,提供者所获得的经济利益与提供该项服务所带来的总经济利益是不相同的。

(1)卫生服务的正外部经济效应　当卫生服务提供者所采取的经济行为对患者以外的他人及社会产生了有利的影响,而自己却不能从中得到报酬时,便产生了卫生服务提供的正外部经济效应,即经济学中的生产的外部经济例如对传染病患者提供治疗服务。

(2)卫生服务的负外部经济效应　当卫生服务提供者所采取的经济行为对患者或以外的他人及社会产生了不利的影响,使他人为此付出了代价,而又未给他人以补偿时,便产生了卫生服务提供的负外部经济效应,即经济学中的生产的外部不经济。例如,药物的滥用。

6.主导性和信息不对称　在卫生服务利用的选择上,卫生服务的供给者是需求者的代理人,处于主导地位。

7.专业性和技术性　只有受过专门医学教育或培训并获得行医资格的人,才能提供某一类型的卫生服务。因此,卫生服务的供给受医学教育的规模、水平和效率的影响,也受到行医资格条件的限制。卫生服务的专业性和技术性决定了对卫生人才的培养有一定的预见性。

(二)卫生服务供给的影响因素

1.社会经济发展水平　卫生服务供给的数量、质量、类型、方式等均与社会经济发展水平密切相关。

2.卫生服务价格　供给量与商品(或服务)的价格呈同方向变化,价格越高,供给量越多,价格越低,供给量则越少。一般来说,卫生服务供给的价格弹性较小。

3.卫生服务成本　在卫生服务提供价格不变的条件下,降低卫生服务的成本,卫生服务的提供者提供更多的服务;反之,如果成本提高价格不变,导致供给量降低。

4.卫生服务需求水平　卫生服务供给的数量和结构应与人们对卫生服务的需求数量和结构相匹配。此外由于一些因素的影响(如公费卫生、卫生保险等),使得部分需求者的行为发生了改变,产生过度利用卫生服务的现象。

5.卫生资源　如果其他条件不变,卫生服务的提供量则依赖于卫生机构的数量和类型、卫生机构中医务人员和设备的数量及种类、医务人员的质量、人与物质要素的结构及匹配程度、卫生机构的经营方针、管理水平等。

6.医生对卫生服务供给的影响　在诸多卫生资源要素中,医生是影响卫生服务提供量的关键因素。卫生服务的供给量在很大程度上取决于医生的决定。

7.卫生服务技术水平　卫生技术水平的提高,能够发现新的疾病,创造新的治疗方法。卫生技术水平的提高还可以提高对疾病的诊疗效率,从而使卫生资源能够得到更有效的利用。

8.卫生保障制度　一方面,通过对卫生服务的提供方采取不同的支付方式而对卫生

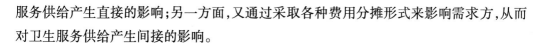

服务供给产生直接的影响;另一方面,又通过采取各种费用分摊形式来影响需求方,从而对卫生服务供给产生间接的影响。

三、市场机制及特点

市场机制是各要素相互作用、相互制约所构成的经济运行的内在机制。市场机制最主要的功能是调节社会资源的配置状况,使趋于更加合理和高效。它决定了经济运行中的生产什么、如何生产、为谁生产的问题,同时也影响资源的生产配置效率。

市场机制与卫生服务提供市场相互影响、相互作用,影响卫生服务的资源配置及服务提供。卫生服务市场按照服务内容分为医疗服务市场、医疗保险市场和公共服务市场等。

医疗服务市场具有以下几个特点。

1. 医疗需求与供给的不确定性　在医疗市场上,个人的医疗需求因疾病和事故伤害带有偶然性而具有不确定性,卫生提供者技术也有不确定性。

2. 供需双方信息不对称,存在垄断和诱导需求　卫生服务领域是高技术性的行业,而消费者缺少相应的医疗保健知识、缺乏主动权,医疗服务提供者存在诱导需求。同时由于医疗卫生服务关系到人的健康,为了保证服务质量,医疗服务供给必须受到教育程度的制约和行医许可制度的限制,存在法律上技术上垄断。

3. 医疗服务需求弹性小,不存在利润最大化　生命健康权是居民基本权利,价格变动对基本医疗需求调节不敏感。医疗卫生服务提供者把救死扶伤放在首位,不能只关注经济效益,而是强调社会效益。

四、卫生服务市场失灵

卫生服务市场是一个信息不对称的不完全竞争市场,由于效益的外在性和一定程度的垄断等导致市场机制作用难以发挥,同时由于市场机制自身问题导致卫生服务领域存在市场失灵。

1. 信息不对称导致市场失灵　价格调节机制是市场经济运行最重要的机制,前提是拥有正确决定的全部信息。卫生服务领域存在以下几个方面的不对称:卫生服务需求者和卫生服务提供者;卫生服务需求者和筹资机构;卫生服务需求者和卫生服务管理者;不同卫生服务机构之间,这些信息不对称造成市场失灵。

2. 效益外在性影响市场对卫生资源最优配置　由于外部影响扭曲了价格机制,使整个经济资源配置失去最优状态,"看不见的手"失去了作用。在外部不经济的情况下,即存在负的外部效应的情况下,卫生服务提供者或者需求者的经济活动给社会上其他人带来不计成本的危害。医疗机构可以降低社会成本获得更高的收益,社会承受这种外部影响带来的损失,影响卫生资源的有效配置。在外部经济的情况下,即存在正的外部效应情况下,卫生服务提供者或者需求者为其他成员带来好处而得不到补偿。在市场机制中,卫生服务提供者私人利益受损,使其产量少于社会最优的产量而导致资源配置得不到最优效率。

3.市场机制不能解决总量的平衡问题和可持续发展问题　市场机制的调节是自发地事后调节,自由市场机制不能实现总需求和总供给的均衡。在卫生服务领域中,这个平衡要依靠政府制订区域卫生规划和政府部门全行业系统管理来实现,政府通过信息预报、项目预算、行业管理、立法控制和价格引导等实现指导性的区域卫生规划。

第四节　卫生总费用

一、卫生总费用概念

卫生总费用是以货币形式作为综合计量手段,全面反映各国家或地区在一定时期内(通常指一年)全社会用于医疗卫生服务所消耗的资金总额。卫生总费用研究是从全社会的角度反映卫生资金运动的全部过程,卫生总费用的测算与分析结果,不仅为政府调整和制定卫生费用政策提供依据,同时也是评价社会对人群健康的重视程度,分析保健体制公平与效率的重力消耗提供依据,为了全面反映卫生资金的筹集、分配与使用的全部运动过程,可以从不同层面和角度对卫生费用进行测算与分析。一般可以通过筹资来源、机构流向和分配使用3个相应的计算体系和测算方法进行测算,形成3个数据资料,即卫生费用筹资总额、卫生费用分配总额、卫生费用使用总额。由于测算期限、资金的流动等原因,这3个数据之间往往存在经济价值量上的差别。

经常性卫生费用筹资总额是指一个国家或地区在一定时期内(通常为一年),为开展卫生服务活动,对医疗卫生服务全社会筹集到的卫生资源的货币总和,它从卫生筹资角度分析与评价卫生资金运动。卫生费用分配总额是指一个国家或地区在一定时期内(通常为一年)从全社会筹集到的卫生费用。资金在各级各类卫生机构分配的总额,它反映卫生资金在不同部门、不同地区、不同领域和不同投入。

二、卫生总费用核算指标体系

卫生总费用核算反映全社会用于卫生领域资金的全部过程,它涉及卫生资金的筹资来源、分配流向和服务功能3个不同层次。因此,卫生总费用可以用这3种方法进行核算。

（一）筹资来源法指标体系

从筹资角度看,卫生总费用指标体系分为 3 个部分,政府卫生支出、社会卫生支出、居民个人现金卫生支出。

1. 政府卫生支出　指各级政府用于医疗卫生服务、医疗保障、行政管理事务、人口与计划生育事务等各项事业的经费,包括上级财政拨款和本地区各级财政拨款。此外,政府卫生支出中还包括其他政府性基金卫生投入。

2. 社会卫生支出　指政府外的社会各界对卫生事业的资金投入,包括社会医疗保障支出、商业健康保险费、社会办医支出、社会捐赠援助、行政事业费收入等。

3. 居民个人现金卫生支出　指城乡居民在接受各类医疗卫生服务时的直接现金支付,包括享受各类医疗保险制度的居民就医时的自付费用。个人现金卫生支出可以分为城镇居民个人现金支出与农村居民个人现金支出。

（二）机构流向法指标体系

按照卫生服务提供机构进行分类,卫生费用分配总额测算指标分为以下 6 个部分。

1. 医院费用　指流入各级各类医院的卫生资金总额。

2. 门诊机构费用　指流入各级各类门诊部、诊所、护理站、医务室、卫生室等机构的卫生资金总额。

3. 药品零售机构费用　指流入药品及其他医用品零售机构的卫生资金总额。

4. 公共卫生机构费用　指流入各级各类公共卫生机构的卫生资金总额。公共卫生机构指提供疾病控制、预防保健、监督监测、妇幼保健、药品检验、计划生育、健康教育等公共卫生服务的机构。

5. 卫生行政和医疗保险管理机构费用　指流入卫生行政和社会医疗保险管理部门,用于开展卫生和医疗保险管理事务的卫生资金总额。

6. 其他卫生费用　指上述项目未包括的卫生机构费用。

（三）服务功能法指标体系

按功能分类,卫生服务主要包括治疗服务、康复服务、长期护理服务、辅助性卫生服务、门诊医疗用品、预防和公共卫生服务、卫生行政和医疗保险管理。

1. 治疗服务　目的是缓解伤病的症状、减少伤病损害的严重性,防止危及生命或正常功能的病伤并发症和进一步恶化。

2. 康复服务　是指那些侧重于改善患者功能水平的服务,功能的限制可能是由最近的病伤引起,或由过去的旧病复发。根据不同的提供模式,康复服务可以分为住院患者康复服务、日间康复服务、门诊康复服务和家庭康复服务。

3. 长期护理服务　是指由于慢性损伤或日常生活和活动能力下降造成的需要持续帮助的患者接受的护理和照顾。一般长期护理包括医疗服务和社会服务,卫生费用核算仅包括前者。

4. 辅助性卫生服务　是指医疗辅助人员和医疗技术人员操作的支持性服务,主要包括临床试验检验、影像诊断、患者的输送和急救等。

5. 门诊医疗用品　是指提供给门诊患者的医疗商品及与商品提供有关的服务,包括药品及其他医疗用品零售商提供的医疗用品,但不包括提供给住院患者用于治疗的商品和服务。

6. 预防和公共卫生服务　是指用于促进人群健康的服务、区别于修复人体功能的治疗性服务。主要包括:传染性疾病预防、非传染性疾病预防、妇幼卫生、学校卫生、职业卫生等。

7. 卫生行政和医疗保险管理　包括卫生行政管理和医疗保险管理两大类。卫生行政管理包括卫生政策、计划、方案和预算的制订、管理协调和监督等;医疗保险管理包括社会医疗保险基金和商业健康保险基金的管理运作和维持。

第五节　卫生资源配置

一、卫生资源配置概述

卫生资源配置是指一个国家或区域,将筹集到的卫生资源在不同卫生行业(或部门)内的分配和转移。主要包括卫生机构、人力、物力、财力资源以及卫生管理资源等构成卫生资源的诸要素如何分配、分配的数量以及结构和布局等。

卫生资源配置包括两层含义:一是卫生资源的分配,称为初配置,主要指卫生资源的增量配置;二是卫生资源的转移,称为再配置,主要指卫生资源的存量转移,即对原有卫生资源的重新分配,改变不合理的分配现状,优化资源配置。

卫生资源配置主要涉及卫生人员配置、机构设置、床位配置、设备配置、技术配置、信息资源配置等。它包括卫生资源的存量调整与增量配置两个方面。存量指原有的卫生资源总量包括人员、床位、机构、设备、管理、技术和信息等卫生资源的数量和质量。卫生资源的存量调整(存量再分配),是指通过对原有卫生资源的重新分配,改变分配不合理的现状,达到优化的目的。增量指将来增加的卫生资源补充量,卫生资源的增量配置(初配置),如当年计划投入卫生经费等。

卫生资源优化配置指在一定时空范围内,保证区域内全部卫生资源在总量、结构和分布上与居民的健康需要和卫生服务需求相适应,以发挥卫生资源的最佳效率,从而获得最大的社会和经济效益。卫生资源配置的优化是在效率优先、兼顾公平基础上,把有限的卫生资源分配到最需要、最高效率、社会效益最大化的地方,从而达到的一种资源供需动态平衡的状态。卫生资源优化配置是卫生资源配置的根本任务。

国家"十四五"规划中指出"全面推进健康中国建设,把保障人民健康放在优先发展的战略位置为人民提供全方位全生命期健康服务"。习近平总书记在全国卫生大会强调:"没有全民健康,就没有全面小康。"2022 年 5 月 20 日国务院办公厅发布的《"十四五"全民健康信息化规划》明确提出要加快优质医疗卫生资源扩容和区域均衡布局,不断提升基本医疗卫生服务公平性和可及性,缩小城乡、区域、人群之间资源配置、服务能力和健康水平差异。《"健康中国 2030"规划纲要》指出,健康是促进人的全面发展的必然要求,是经济社会发展的基础条件。实现国民健康长寿是国家富强、民族振兴的重要标志,也是全国各族人民的共同心愿。优化卫生资源配置,提高卫生资源配置的公平性,是推进健康中国建设的前提条件。

二、卫生资源配置与测算

卫生资源配置量的测算基于对卫生资源配置现状的研究,在卫生资源得到高效利用前提下的供需平衡量。它主要包含 3 个方面。

1. 卫生人力资源配置 主要有医生需要量、护理人员需要量、医技人员需要量、卫生技术人员需要量。医生总人数为门诊医生数和住院医生数的总和。卫生技术人员数为医生人员数、护理人员数、医技人员数的总和。

2. 卫生设备资源配置 主要包含 2 类,一类为常规医疗设备,另一类为大型医疗设备,它需要按照区域卫生规划的要求,严格控制总量合理布局。

3. 医疗机构床位配置 医疗机构床位设置是指医疗机构按照一定的规定和标准,对床位的数量、类型等进行设置和管理。床位是医疗机构的重要资源,直接关系到医疗机构的服务能力和质量。因此,制订科学合理的床位设置标准有利于提高医疗机构的服务水平和管理水平。

三、卫生资源配置的评价

卫生资源优化配置的目标有 2 个:卫生资源的公平性和卫生资源配置的有效性,它是卫生事业可持续发展的 2 个关键性问题。

1. 卫生资源的公平性 对公平性的评价,国际上通常采用的方法有以下几种。

(1)变异系数 又称离散系数,常用于对我国不同地区的差异进行简单的整体度量。

(2)泰尔指数 它将总体不公平性分解为各部分间差异性和各部门内部差异性,在各地区间差异大小,指数越小,说明差异越小,反之,则越大。

(3)洛伦兹曲线和基尼系数 洛伦兹曲线用以反映社会收入分配平均程度的曲线。

基尼系数是根据洛伦兹曲线进行计算,用以测定收入分配差异程度,是综合考察居民内部收入分配差异状况的一个重要指标。

2. 卫生资源配置有效性　评价方法包括技术有效性和配置有效性评价。

（1）技术有效性　技术有效性是指在生产技术和市场价格不变的条件下,按照既定的要素投入比例,生产一定量的产品所需的最小成本与变际成本之比。目前常用的评价技术有效性的方法有比率分析法、秩和比法、综合指数法和数据包络分析、项目预算与际分析等。

（2）配置有效性　配置有效性是指以投入要素的最佳组合来生产出"最优的"产品数量组合。在投入不变的条下,通过资源的优化组合和有效配置,效率就会提高,产出就会增加。常用于评价配置有效性指标主要有:医疗和预防服务的比例、基本医疗和非基本医疗服务的例、卫生总费用的流向、门诊指数等。

四、卫生资源配置的指标

主要包括以下指标。

1. 卫生财力配置指标　是指国家、社会和个人在一定时期内对卫生领域投入的以流动货币形式表现的卫生资金。卫生财力配置指标包括卫生总费用、政府卫生支出、社会卫生支出、个人现金卫生支出、卫生机构之间的费用比例、门诊和住院费用比例、城市卫生费用、农村卫生费用、公共卫生费用以及人均卫生费用、新型农村合作医疗支出费用等。

2. 卫生物力配置指标　主要体现为卫生部门的房屋建筑、仪器设备以及床位、药品、卫生材料等方面的总量、构成及分布状况等。例如:每千常住人口医疗卫生机构床位数、医院适宜床位规模、医师床位比等。

3. 卫生人力资源配置指标　包括卫生人员数量与分布、卫生人员的职业结构、学历结构、职称结构等。具体指标包括每千常住人口卫生技术人员数、每千常住人口公共卫生人员数、每万常住人口全科医生数、每千人口执业(助理)医师数、每千人口注册护士数、医院床护比等。

4. 卫生资源利用效率指标　包括医生日门诊量、床位使用率、每医生日门诊量、每医生日负担床日、平均住院日、门诊次均费用、次均住院费用和平均处方费用等。

五、区域卫生规划

区域卫生规划是在一个特定的区域范围内,根据社会经济、居民健康状况和卫生服务需求等因素,以满足区域内全体居民的卫生服务需求、保护和增进健康为目的,确定区域内卫生发展的目标、模式和规模,对机构、床位、人员、设备等主要资源进行统筹规划、合理配置,以提高资源的利用效率,保持卫生服务的供需平衡。区域卫生规划是区域内国民经济和社会发展规划的主要组成部分,是区域内卫生发展和资源配置的综合规划。区域卫生规划属于卫生服务布局经济的主要内容。卫生服务布局经济,就是要研究卫生服务系统的诸要素,如何通过最优化医疗卫生资源现状,充分考虑不同地理位置、不同经济发展水平、不同卫生资源的分布、不同需要和发展水平等区域之间的差异,统筹不同区域、类型、层级的医疗卫生资源的数量和布局,分类制订配置标准。做到因地制宜、分类指导管理,使得卫生资源配置标准既有共性又体现个性。

区域卫生规划编制内容包括分析社会经济、居民健康和卫生资源状况,确定主要卫生问题,制订规划目标和资源配置标准,提出对策措施和实施监督评价。区域卫生规划的内容随着卫生改革进程和新公共卫生事件而变化。2010 年原卫生部等部门制定并经国务院同意印发的《关于公立医院改革试点的指导意见》,把强化区域卫生规划作为 6 项主要任务之首,提出合理确定公立医院功能、数量和规模,优化结构和布局,完善服务体系。

区域卫生规划制订以系统卫生服务研究作为基本程序和方法。区域卫生规划编制,不仅要考虑技术因素而且要考虑社会、政治的可行性,要根据群众健康需求合理确定各类医疗卫生资源的配置目标。区域卫生规划的核心是区域内卫生资源的优化配置。

区域分类指标:我国在卫生资源配置标准的区域分类上和配置上,地区差异较大。卫生资源的优化配置就需要考虑不同地区的差异,充分体现其公平性、合理性。各类地区分类主要依据社会经济类、人口学、卫生资源配置论、健康状况和自然区域指标。

1. 社会经济指标例 如卫生费用、人均 GDP、就业率等。

2. 人口学指标例 如人口数与构成、人口密度、出生率、死亡率、人口自然增长率等。

3. 卫生资源配置指标 每千常住人口医疗卫生机构床位数、每千常住人口医疗卫生人员数、医院医护比等。

4. 健康状况指标 如平均期望寿命、主要慢性病患病率、婴儿死亡率、孕产妇死亡率等。

5. 自然条件指标 如地理环境、居住距离、行政区划等。

第六节　卫生经济学分析与评价

一、卫生经济学分析与评价的基本内容

卫生经济学研究的核心问题是解决资源稀缺性和需求无限性的矛盾,使有效的资源发挥最大的效益,从中选出最优方案,从而保障基本的公共卫生服务和基本的医疗服务。

卫生经济分析与评价,就是应用技术经济分析与评价方法,对卫生规划的制定、实施过程或产生的结果,从卫生资源的投入量(卫生服务成本)和卫生资源的产出(效果或效益)两个方面,进行科学的分析,为政府或卫生部门从决策到实施规划方案,以及规划方案目标的实现程度,提出评价和决策的依据,减少和避免资源浪费,使有限的卫生资源得到合理地配置和有效地利用。简而言之,即通过分析卫生规划的经济效果(成本、效果或投入、产出),对备选方案进行评价和选优。

卫生经济学评价是卫生经济学一种重要的研究方法和工具。为决策者提供决策支持,协助决策者对决策方案进行选择和制定。通过卫生经济学评价实现卫生资源更有效配置和使用。

卫生经济学评价主要应用在以下领域:宏观卫生政策领域;预防医学领域;临床医学领域;药品的生产、流通、交换和使用领域;卫生技术评估领域等。

二、卫生经济学分析与评价的方法

(一)成本-效果分析

成本-效果分析是用最低的成本实现确定的计划目标,即从成本和效果两方面对备选方案之间的经济效果进行评价。一般用于相同目标、同类指标的比较。主要评价使用一定量的卫生资源后的个人健康产出,具体表现为健康结果,如发病率下降、延长生命年限等。

成本效果分析的3种方法:一是各方案成本相同时,比较各方案的效果的大小,选择效果最大的方案为最优方案。二是各方案的效果基本相同时,比较各个方案的成本高低,选择成本最小的方案为最优方案。三是计划不受预算约束时,成本可多可少,效果也随之变化。

(二)成本-效益分析

成本-效益分析是通过比较不同备选方案的全部预期成本和全部预期效益来评价备选方案,为决策提供参考依据,方案的净社会效益大于零即效益大于成本,这个方案经济上可行。成本效益分析要求成本,产出指标也要用货币来测量。

常见的成本效益分析方法有静态分析法、动态分析法、敏感分析法3种。

(三)成本-效用分析

成本-效用分析是制定卫生政策的决策工具,比较项目投入成本量和经质量调整的健康效益产出量,来衡量项目或治疗措施效率的一种经济学评价方法。成本-效用分析在评价结果时,分析货币成本的同时也分析病人因不舒服或功能改变或满意度变化所增加的成本。

成本-效用分析方法分析中量度效用要计算最常用的结果量值,即生命质量调整年

（QALY）。QALY 是一种表示人的生命质量状况的指标，通过生命质量权数的调整，可转化为相当于完全健康人的生命质量年数。疾病或意外伤害会引起生命年的损失，医学和药物治疗会减少或避免这种损失，所以采用 QALY 对于衡量医学干预的效果也是有意义的。

成本-效果分析受限于不能同时合并同一干预项目的多种结果，或比较不同干预项目的结果。优点在于单一的成本指标（货币）、单一的效用指标（如 QALY），使其可被广泛地用于所有健康干预。

第七节　疾病经济负担

疾病经济负担是指由于发病、伤残（失能）和过早死亡给患者本人、家庭以及社会带来的经济损失和由于预防治疗疾病所消耗的经济资源。疾病经济负担针对人群由于疾病所引起的经济耗费或经济损失进行测算和分析，从而从经济的层面上研究或比较不同疾病对人群健康的影响。按疾病对社会与人群的影响，疾病经济负担可分为直接疾病经济负担、间接疾病经济负担和无形疾病经济负担。

1. 直接疾病经济负担　是指由于预防和治疗疾病所直接消耗的经济资源。直接疾病经济负担包括直接医疗经济负担和直接非医疗经济负担 2 个部分。直接医疗经济负担是指在医药保健部门购买卫生服务所消耗的经济资源。主要包括门诊费（如挂号费、检查费、处置费、诊断费、急救费等），住院费（如手术费、治疗费等），药费以及其他防治疾病的费用；直接非医疗经济负担指在非卫生保健部门所消耗的经济资源，或在治疗疾病过程中支持性活动的费用和疾病导致的财产损失，包括和疾病有关的营养费、交通费、住宿费、膳食费、陪护费和财产损失费等。

2. 间接疾病经济负担　是指由于发病、伤残（失能）和过早死亡给患者本人和社会所带来的时间及劳动力损失而导致的经济负担。间接疾病经济负担是疾病使有效劳动力损失而导致的经济负担。间接疾病经济负担具体包括：①因疾病、伤残和过早死亡所损失的劳动工作时间；②由于疾病和伤残导致个人工作能力和效率降低而造成的损失；③患者的陪护人员损失的劳动工作时间；④疾病和伤残对于患者本人及其家属所造成的沉重的精神损失等。

3. 无形疾病经济负担　是指患者及其亲友因病在心理上、精神上和生活上遭受的痛苦、忧虑和不便、悲哀、社会隔离等生活质量低下而产生的无形损失。

人口老龄化和人们生活方式的改变，疾病谱也随之发生变化，慢性病及传染病成新疾病谱的主力军。疾病负担给人们带来的痛苦和伤害对个人、社会和国家都是沉重的经济负担和社会负担。研究疾病经济负担无论是合理配置卫生资源还是健康管理都有重要意义。

国际学者对 177 篇有关疾病经济研究的论文展开分析,发现心血管疾病(15.7%)、传染病(15.3%)、恶性肿瘤(13.2%)和神经精神疾病(9.6%)是研究较为集中的领域;相较之下,对意外伤害、先天畸形、口腔疾病和营养缺乏的经济负担研究较为有限(每种疾病的比例均不超过 0.6%)。研究提示需要加强对某些疾病经济负担的研究,以为相关地区和部门的疾病干预提供基础。

目前,疾病经济学负担研究的成果主要在政府部门确定优先问题、制定防治规划和措施,以及有效配置卫生资源等方面得到广泛应用。但在规划相关数据来源、确保数据质量,以及医疗保险费用的测算和支付方式等方面的应用相对较为有限。

第四章　卫生统计方法的应用

第一节　卫生统计学基本概念

统计学是一门处理数据中变异性的科学与艺术,包括收集、分析、解释和表达数据,目的是求得可靠的结果。统计学是一门从经验中学习的学科,是面对不确定性时利用重复观测总结得到经验和规律从而辅助决策的方法论。

卫生统计学是卫生学的重要分支之一,主要研究各种卫生问题的统计方法、指标、模型和分析技术,通过收集、整理、分析和解释卫生数据,为卫生服务、经济及管理决策等提供技术支持和科学依据,是卫生学研究中不可或缺的分析工具和决策支持手段。卫生统计学同时是统计学的一个特殊分支,是统计学原理和方法在大健康领域的应用,它通过对卫生相关数据的收集与分析,辅助处理公众健康中的不确定性问题。

一、总体与样本

统计学家用总体来表示大同小异的对象全体。例如,中国所有成年人。我们试图就某个总体下结论,这个总体便称为目标总体;资料常来源于目标总体中的一个部分,它称为研究总体,是通过抽样方法从目标总体中抽取的样本总体。样本具有代表性的前提是,来自同质总体、随机抽样、数量足够。例如,关于吸烟与肺癌的研究以中国成年男子为目标总体。需要谨慎的是,就研究总体所下的结论未必适用于目标总体。

从研究总体中抽取少量有代表性的个体,称为抽样;对这些个体组成的样本进行深入的观察与测量,获取数据;利用统计学知识,透过样本数据对研究总体的规律进行推断。

二、同质与变异

一个总体中有许多个体,它们之所以共同成为人们研究的对象,必定存在共性,具有同质性。然而,同一总体内的个体间存在差异又是绝对的,这种现象就是费希尔(Fisher)强调的变异(variation)。例如,同性别、同年龄的小学生具有同质性,属于同一个总体;但他们的身高、体重又存在变异。没有同质性就构不成一个总体供人们研究,总体内没有变异性就无需统计学。统计学的任务就是在变异的背景上描述同一总体的同质性,揭示不同总体的异质性。

三、变量

总体中个体的特性总是通过一个或多个数量来描述,变异性的存在决定了要处理的是变量。变量分成定性与定量两种类型。

定性变量中最常见的是分类变量。例如,职业是一个分类变量,其可能的"取值"不是数字,而是工、农、商、学、兵等,这些称为分类变量的水平(level);为便于输入计算机也可以采用代码(code)1、2、3、4、5 等来表示各个水平。这些数仅仅是代码,不能进行计算。最简单也最常用的分类变量是二分类变量(binary variable),例如,性别(男女)、疾病(有无)等。二分类变量常用 0 和 1 来编码,也可以称为 0-1 变量。与一般分类变量不同,0-1变量常称为假变量(dummy variable)或哑变量,可以和真变量一样参与计算。

有序变量是另一类定性变量。不同于分类变量,它可能的"取值"中自然地存在着次序。例如,问卷调查中对某件事情的满意程度:极不满意、有点满意、中度满意、很满意、极满意。有些临床体检或实验室检验常用-、+、++和+++来表示测量结果。

定量变量可以分为两种类型:离散型变量和连续型变量。离散型变量只能取整数值,例如 1 个月中的手术患者数。连续型变量可以取实数轴上的任何数值。有些变量的数值由测量得到,它们大多属于连续型变量,例如,血压、身高、体重等。"连续"是指该变量可以在实数轴上连续变动。有些测量值,诸如红细胞计数,虽然以"个"为单位时只能取整数值,但其数值很大,当以"千"或"万"为单位时,又可以取小数值,所以通常把这些变量也视为连续型变量。

为了数据分析的方便,人们将一种类型的变量转化为另一种类型。但变量只能由"高级"向"低级"转化:定量→有序→分类→二值;不能作相反方向的转化。在定量变量中,离散型变量常常通过适当的变换或连续性校正后借用连续型变量的方法来分析;为了使实际意义格外突出,有时故意将连续型变量离散化。

四、参数与统计量

同一总体的个体彼此之间的差异具有一定的规律性。通常用变量取值的分布来全面反映这种规律性。为便于处理实际问题,统计学中常用若干典型的分布模式来近似地描写实际资料,例如,正态分布、二项分布、泊松(Poisson)分布等,常称为统计模型。

以服装为例,通常有西服、裙子和大衣等不同的款式,款式就相当于"模型";以西服这一"模型"为例,衣长、袖长和胸围等尺寸就相当于该模型的"参数"。有的变量取值适中的机会较多,偏高和偏低的机会都较少而且相等,这类变量取值的分布可以用正态分

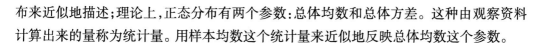

布来近似地描述;理论上,正态分布有两个参数:总体均数和总体方差。这种由观察资料计算出来的量称为统计量。用样本均数这个统计量来近似地反映总体均数这个参数。

五、设计与分析

最简单的研究是收集有关卫生业务报表的常规统计资料,进行分析后写出报告。常规资料的好处是容易得到,并有一定的权威性。缺点是常常不适合特定研究的目的、危险因素记录不全、不同地区和时间统计的"口径"不一致。更重要的是,常规资料往往是合计数据,诸如一个地区的百分数、平均数或总和。每当使用合计资料时,必须警惕,在合计资料中观察到的关系,在个体水平往往不存在。统计学方面的设计是医学科研设计不可或缺的部分。设计不仅要符合统计学原则,运用统计学方法和技术,而且在设计时要明确用什么统计方法处理数据。

六、因果与联系

公共卫生领域常要探究疾病与危险因素之间的因果关系。如果两个变量与其他变量毫无关系,那么这两个变量之间的联系与因果关系相去不远。然而,事实上,每一个变量和其他无数变量都有关系,后者常扮演混杂因素的角色。因为不可能完全控制所有的、重要的混杂因素,单靠人群调查和数据的统计学处理大多只能考察变量之间的联系。证明因果关系是十分困难的,我们在解释统计分析的结果以及下结论时务必对"因果"二字慎之又慎。

第二节 常用统计学方法

卫生统计方法的发展大致可分为 3 个阶段:描述性统计阶段、分析性统计阶段和预测性统计阶段。描述性统计阶段主要对卫生服务数据进行简单的描述和整理,以反映卫生服务的总体情况;分析性统计阶段则通过对数据的深入分析,探究卫生服务各要素之间的内在联系和规律;预测性统计阶段则利用数学模型等工具,对卫生服务的未来趋势进行预测和分析。本书主要介绍统计学的基础方法包括统计描述、概率分布以及参数估计、假设检验基础;相关与回归分析,包括各种关联、线性回归、Logistic 回归和 Cox 比例风险模型、Meta 分析等。

一、统计描述

常用描述定量变量平均水平的统计指标包括算术均数、几何均数及中位数。算术均数适用于对称分布,特别适用于服从正态分布的变量;几何均数适用于可经对数转换为对称分布的变量;中位数适用于各种分布的变量,常用于描述偏峰分布,或分布的一端或两端无确定数值的资料。常用的描述定量变量变异程度的统计指标包括极差、四分位数间距、方差、标准差和变异系数。极差只利用最大值和最小值的信息,易受样本含量的影响;四分位数间距适用于各种分布的变量;方差和标准差适用于对称分布,特别是服从正态分布的变量;变异系数常用于量纲不同或均数相差较大时变量间变异程度的比较。实际应用中,常将算术均数和标准差结合对服从正态分布的变量进行统计描述;常将中位数和下、上四分位数结合对服从偏峰分布的变量进行统计描述。

统计表和统计图是呈现统计分析结果的重要工具。统计表的结构包括表号及标题、标目、线条、数字和备注。编制统计表时要注意内容清晰、层次分明、列表规范。常用于定量变量的统计图包括直方图、累计频率分布图、箱式图和带标准差的直条图等。为了解定量变量的分布规律,可编制频率表并绘制频率直方图或直条图,用于描述变量的平均水平和变异程度,以及分布类型(对称或偏峰)。常用统计图的用途见表4-1。

表4-1　常用统计图的用途

统计图形	变量类型	用途
条图	连续型变量,分类变量	用直条的长短表达数值大小
百分条图	分类变量	用长条各段的长度(面积)表达所占比例
圆图	分类变量	用圆中的扇形面积表达所占比例
线图	连续型变量,分类变量	用线段的升降表达事物的动态变化(绝对差值)
半对数线图	连续型变量,分类变量	用线段的升降表达事物的发展速度(相对比)
直方图	连续型变量	用直条的高度或面积表达各组段的频率或频数
散点图	双变量,连续型变量	用点的排列趋势和密集度表示两变量的相关关系
统计地图	连续型变量,分类变量	用不同的线条或颜色表示疾病相关指标在地域上的分布
箱式图	连续型变量	用"箱"和"触须"等的位置表示变量的分布特征

定性变量中的多分类变量和两分类变量可以通过频率分布表和统计图,以及计算相对数指标进行统计描述。常用的相对数指标大致有3种类型:频率型、强度型和相对比型。实践中要注意每个指标的定义和性质,不可简单地望文生义。

医学人口统计和疾病统计中有关人口、生育、死亡和疾病的一系列指标是定性变量统计描述的应用。这些统计指标在确定卫生政策、了解人群健康水平和评价卫生工作效果、反映疾病负担和医疗质量方面具有重要作用。

标准化法的目的是消除重要变量的分布不同对粗率比较的影响,选择统一的"标准"

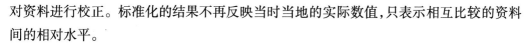

对资料进行校正。标准化的结果不再反映当时当地的实际数值,只表示相互比较的资料间的相对水平。

动态数列分析是借助于一系列按顺序排列的统计指标如绝对增长量、发展速度、增长速度及平均发展速度等说明事物在时间上的变化和发展趋势。

二、概率分布

随机变量的概率分布是统计学中极为重要的基本概念。其中 3 个最常用的统计分布:离散型变量的二项分布、Poisson 分布以及连续型变量的正态分布。

如果每一次试验只有阳性或阴性两种可能的结果,每次试验阳性结果的发生概率均为 π,阴性结果的发生概率均为$(1-\pi)$,且每次试验结果是相互独立的,那么,重复 n 次试验,发生阳性结果的次数 X 的概率分布称为二项分布。二项分布用于描述二分类变量某种观察结果出现的规律。当发生概率 π(或 $1-\pi$)很小,而观察例数很大时的二项分布近似于 Poisson 分布。

正态分布是一种很重要的连续型分布。很多医学现象都近似地服从正态分布,正态分布也是许多统计方法的理论基础。正态分布的两个参数是均数和标准差。由于正态分布曲线下面积与离开均数的标准差倍数有关,与均数和标准差的具体数值无关,因此,实际工作中,常对正态分布随机变量 X 作 z 变换,将其转换为标准正态分布,以方便应用。应用正态分布曲线下面积分布规律,可估计某些医学指标的参考值范围、进行质量控制等。

二项分布在 $n\pi$ 和 $n(1-\pi)$ 均大于 5 时,以及 Poisson 分布在 ≥20 时,其概率可以采用正态分布的方法来近似计算,以使问题简化。

三、参数估计

从同一总体中反复多次地随机抽取若干份样本,各样本统计量之间以及样本统计量与总体参数之间的差异,属于抽样误差。反映抽样误差大小的指标是标准误,由于总体中个体变异的客观存在,抽样误差是不可避免的,但可随着样本含量的增大而减小。来自正态总体的样本均数仍服从正态分布;即使从偏峰分布总体抽样,只要 n 足够大,样本均数的分布也近似于正态分布。

参数估计有两种方法:一种是直接利用样本统计量的值来估计总体参数,称为点估计;另一种是区间估计,即按一定的置信度来估计总体参数所在的范围,最常用的是 95% 置信区间。由于考虑了抽样误差的大小,区间估计优于点估计。参数估计方法对比见表 4-2。

表4-2　参数估计方法对比

项目	参考值范围	总体均数的置信区间
意义	绝大多数正常人某项指标的数值范围	按一定的置信度估计总体均数所在的范围
计算	正态分布 双侧，$\bar{X}\pm z_{a/2}S$ 单侧，$(\bar{X}-z_aS,+\infty)$ 或$(-\infty,\bar{X}+z_aS)$ 偏峰分布 双侧，$P_X\sim P_{100-X}$ 单侧，$(P_X,+\infty)$或$(-\infty,P_{100-X})$	正态分布 σ 未知：双侧，$\bar{X}\pm t_{a/2,v}S_{\bar{X}}$ 单侧，$(\bar{X}-t_{a,v}S_{\bar{X}},+\infty)$ 或$(-\infty,\bar{X}+t_{a,v}S_{\bar{X}})$ σ 已知：双侧，$\bar{X}\pm z_{a/2}\sigma_{\bar{X}}$ 单侧，$(\bar{X}-z_a\sigma_{\bar{X}},+\infty)$ 或$(-\infty,\bar{X}+z_a\sigma_{\bar{X}})$ 正态分布或偏峰分布 σ 未知但 n 足够大：双侧，$\bar{X}\pm z_{a/2}S_{\bar{X}}$ 单侧，$(\bar{X}-z_aS_{\bar{X}},+\infty)$或$(-\infty,\bar{X}+z_aS_{\bar{X}})$
应用	判断某项指标正常与否（供参考）	估计总体均数所在的范围

四、假设检验

假设检验是依据样本提供的有限信息对总体做推断的统计学方法，是在对研究总体两种对立的判断之间做选择的决策程序。假设检验的过程是：建立检验假设→计算统计量→确定 P 值并与给定的 α 比较→作出推断结论。假设检验的基本逻辑是：在零假设成立的情形下计算统计量和 P 值，把"不太可能出现假阳性"当作"不可能出现假阳性"，从而拒绝零假设。假设检验有两类错误。当拒绝 H_0，接受 H_1 时，要注意第Ⅰ类错误 α 的出现；当不拒绝 H_0 时，要注意第Ⅱ类错误 β 的出现。假设检验与相应的置信区间估计既能提供等价的结果，又有各自不同的功能，作用是相辅相成的。

（一）参数检验的常用方法

1. t 检验　它适用于定量数据、正态分布、方差具有齐性的两组间小样本比较。假设前提是样本所代表的总体均数与已知的总体均数是否相同。包括单样本 t 检验，两独立样本 t 检验和配对样本 t 检验。

（1）单样本 t 检验　总体均数已知，分析样本均数与总体均数是否有差异性的检验。如某初中随机抽取450名初中生测量肺活量，该初中生的肺活量与一般初中生肺活量是否存在差异。

（2）两样本 t 检验　比较两组研究数据总体均数的差异性。当两组的资料是定量数据，多用两样本 t 检验。根据资料分组的方式不同，有两独立样本 t 检验和配对样本 t 检验。两独立样本 t 检验的数据来源是独立的样本,两组之间无相关关系;而配对样本 t 检验的样本是配对资料,数据是检验匹配而成的,即相关样本。配对样本 t 检验与两独立样本 t 检验相比更具有可比性,检验效能更高,更容易得到有差异的结果。

1)两独立样本 t 检验:适用于完全随机设计的两样本均数的比较,将研究对象随机分为两组,试验组和对照组,每一组随机接受一种试验,得到各自的研究数据。要求两组数据是定量数据,两组样本之间相互独立,两组数据都符合正态分布且方差齐。如随机抽取男女高血压患者各 20 人,记录各自服用某降压药后的起效时间,分析两组的药效起效时间是否存在性别差异。

2)配对样本 t 检验:适用于配对资料,研究对象配对分配成两组;同一研究对象接受两种处理;同一研究对象处理前后的结果进行比较(自身配对);同一研究对象的两个部位接受不同处理。要求两组数据是定量数据,两组样本是配对资料,两组数据都符合正态分布且方差齐。如随机抽取 20 名高血压患者测量血压,记录用药前血压和用药 1 个月后的血压,分析两组的血压是否有差异。

2. 方差分析(F 检验) 方差分析(analysis of variance, ANOVA)由英国著名统计学家 Fisher 提出又称 F 检验,包括单因素方差分析和多因素方差分析。无论哪一种方差分析都是通过对数据变异的分解,判断不同样本所代表的总体均数是否相同。方差分析常用于 3 个及以上独立样本均数的比较,当用于 2 个均数的比较时,同一资料所得结果与 t 检验等价。

通过分析方差推算多组之间的均值差异性,就是把变量值之间的差异分为组间变异和组内变异,通过比较两者之间的关系,推论组间差异是否有统计学意义。方差分析应用广泛,如均数差别的显著性检验;分析各有关因素并估计其对总变异的作用;分析因素间的交互作用;方差齐性检验。适用方差分析的数据资料要求实验设计是多组(≥ 2 组)、数据是定量数据、各样本随机取自正态分布总体、各样本总体方差相等、各样本相互独立。根据试验设计的分组不同,分为完全随机设计资料方差分析和随机区组设计资料方差分析。

(1)完全随机设计资料方差分析 只有一个研究因素,该因素有多个水平,目的是比较不同水平的研究因素的效果是否有统计学差异。研究对象通过完全随机化的方法分配至多个不同的组,比较多组之间是否存在差别。一般需要每个组的样本量>30。

(2)随机区组设计资料方差分析 是将研究对象按照一定条件划分为若干个区组,并将各区组内的研究对象随机地分配到各个处理组中,再比较各组是否存在差别。随机区组设计也称配伍设计。随机区组设计通过区组控制了非研究因素对结果的影响,比完全随机设计更敏感,实验效率更高,但是从设计上要考虑区组影响因素与实验因素不存在交互作用。

多个样本均数的两两比较:如果多组之间的差异具有统计学意义,那么就可以开展多个样本间的两两比较,目前使用较多的是 Bonferroni 法、SNK 法(q 检验)和 Dunnett 法。在实验过程中经数据结果提示(F 检验结果 $P<0.05$)后决定做两两比较,涉及每两组均数的比较,常用 SNK 法、Bonfferoni 法检验;研究设计阶段计划好的某组均数间的两两比较,比如一个对照组与多个实验组等,常用 Dunnett、LSD 检验。

(二)非参数检验的常用方法

1. 秩和检验 是以秩次为研究基础,先将数值变量资料由小到大,等级资料由弱到强转换成秩次后,再计算检验统计量,是 t 检验的补充。其特点是对总体分布形状要求不高,对总体分布的位置差别敏感。

(1)两样本秩和检验 在总体分布情况未知的条件下,推断两组样本所在总体分布是否有差异。和 t 检验一样,根据研究设计分组方式不同,分为两独立样本秩和检验、符号配对秩和检验。数据资料可以是定量数据也可以是等级数据,至少有一组样本总体不符合正态分布或者方差不齐。

(2)多样本比较的秩和检验(H 检验) 用于推断定量资料或者等级资料的多组样本的多个总体分布位置是否有差别。数据要求多组(≥3 组),组间相互独立、至少有一组样本的总体分布不符合正态分布或者组间方差不齐。

(3)Friedman 检验 用于比较 3 组或 3 组以上的随机区组设计资料,先在每一个区组中计算各个处理的秩,再把每个处理在各区组中的秩相加,如果总和相差很大,则 P 值会很小。利用秩实现对多个总体分布是否存在显著差异的统计学分析。

秩和检验适用性广泛,可用于任何可排序的资料,它可分析不符合正态分布数据,相比于 t 检验更准确,一般来说,如果是大样本(比如各组例数>50),可以不做正态性检验,直接采用参数检验的方法。统计学上有中心极限定理,假定大样本是服从正态分布的。

2. 卡方检验 用于比较 2 个及 2 个以上样本的构成比(率)以及 2 个分类变量,是探讨理论频数和实际频数吻合程度的研究。实际频数是指在试验或者调查中得到的计数资料。理论频数是指期望频数,根据概率原理、某理论、某理论次数分布或者经验次数分布计算出来的次数。实际频数与理论频数越不吻合,卡方值越大;实际频数与理论频数越吻合,卡方值越小;实际频数与理论频数完全相等时,卡方值为 0。卡方检验的数据要求是计数资料或者等级资料。

五、相关分析

在医学研究中,除了组间的差异性分析,更多时候要探讨两组或者多组连续变量间的相互变化和影响,在利用一个易测量变量代替另一个难以测量变量,以及两变量间因果关系探索等方面的研究中有重要意义。对服从二元正态分布的两变量,若有一份随机样本,可绘制散点图,发现有线性趋势之后,进而计算皮尔逊相关系数(Pearson 相关系

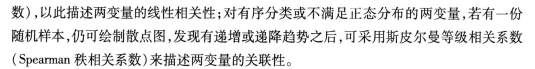

数),以此描述两变量的线性相关性;对有序分类或不满足正态分布的两变量,若有一份随机样本,仍可绘制散点图,发现有递增或递降趋势之后,可采用斯皮尔曼等级相关系数(Spearman 秩相关系数)来描述两变量的关联性。

常见的相关分析包括直线相关和秩相关。

(一)直线相关分析

一个变量随着另一个变量的增大而增大或减少且有线性的趋势,代表两组变量直线相关。直线相关分析是以均数为基础的参数检验,用于探讨直线关系的有无。数据要求2 个变量必须有线性趋势并且是呈正态分布的定量变量。如随机抽取某大学学生50 人,测量其体重和肺活量分析大学生的体重和肺活量之间有无关系。

(二)秩相关分析

2 个变量总体分布未知或不服从正态分布,一般通过秩次做相关分析,它是以秩次为基础的非参数检验。数据要求是定量数据或者是等级数据,至少一个变量不服从正态分布。如对随机抽取的某小学学生 20 人测量视力,探讨小学生视力和年龄是否有关系。

对 2 个反映属性的分类变量,若有一份随机样本,可作交叉分类列联表,利用独立性卡方检验或 Gamma 法来描述两变量的关联性;前者适用于至少一个变量为无序分类变量的列联表,后者适合两有序分类变量的列联表。对于同一批研究对象 2 次定性观察结果的一致性情况,可用 Kappa 指数来分析。

线性相关系数和关联系数的计算都基于一份双变量随机样本;尽管将多组样本差别比较的资料代入公式也能进行计算,但计算结果并不是总体线性相关系数或总体关联系数的估计值,没有任何意义。线性相关系数和关联系数只能描述两变量之间在数量上的关联,数量上的关联并不意味物理、生理或心理上的关联,关联更不意味因果关系。

六、回归分析

从自变量的变化来推测因变量的变化情况。分析对象可以是两个变量也可以是多个变量,通过建立回归方程描述变量之间的关系。在实际研究中,回归方程的意义通常是因果关系。回归分析的前提是相关分析。介绍观察性研究常用的 3 种回归分析,线性回归分析、Logistic 回归分析和 Cox 回归分析。

(一)线性回归分析

线性回归分析是根据一个或一组自变量的变动情况预测与其线性相关的某随机变量的未来值的一种方法。确定好自变量和因变量后,建立描述变量间相关关系的回归方程,探讨自变量 X 对因变量 Y 的影响程度,并且可以通过自变量 X 来预测因变量 Y。数据要求是定量数据且具有线性关系。如现有 15 例糖尿病患者,测量每一位患者的胰岛素和血糖水平,探讨糖尿病患者胰岛素和血糖水平关系并建立回归模型。

（二）Logistic 回归分析

用于研究一个或者多个自变量的数量依存关系,常见于现况调查、病例对照研究及队列研究,比如找出影响疾病发生(或预后好坏)的影响因素及其影响的强度等。Logistic 回归的因变量可以是二分类的,也可以是多分类的,但是二分类的更为常用。如将某医院患者按照是否患有冠心病分为 2 组,测量数据包括年龄、性别、是否有高血压、是否患有糖尿病,分析冠心病发病的影响因素。

（三） Cox 回归

生存分析是指对某给定事件发生的时间进行分析和推断,研究生存时间和结局与预后因子间的关系及其程度大小的方法,是一种处理删失数据的数据分析方法,也称生存率分析或存活率分析。Cox 回归是生存分析里面探讨影响生存时间(生存速度)的影响因素,并预测生存概率的方法。Cox 回归与 Logistic 回归唯一的区别在于 Cox 回归的因变量引入了时间因素。如分析肺癌生存时间是否受年龄、性别、吸烟的影响。

七、Meta 分析

（一）概念

Meta 分析是对具有相同目的且相互独立的多个研究结果进行系统的综合评价和定量分析的一种研究方法,Meta 分析实质上就是汇总相同研究目的的多个研究结果,并分析评价其合并效应量的一系列过程。Meta 分析本质上是一种观察性研究,其基本过程包括提出问题,制订研究计划;检索、纳入和评价相关文献;数据统计分析和敏感性分析;讨论和报告结果等。

（二）用途及方法

Meta 分析可提高统计学检验效能;解决单个研究间的矛盾;改善对效应量的估计;发现既往单项研究未明确的新问题。但在应用 Meta 分析时要注意识别和控制各种偏倚,选择适宜的效应指标和恰当的统计分析方法。Meta 分析的统计方法包括固定效应模型和随机效应模型。在选择 Meta 分析的统计模型时,首先要对各研究作同质性检验(homogeneity test),若检验结果不拒绝零假设,即各研究间的差异没有统计学意义,可采用固定效应模型,其主要统计方法包括 Mantel–Haenszel 法、Peto 法和 General variance–based 法;若拒绝零假设,则认为研究间存在异质性,应采用随机效应模型,其统计方法主要是 DerSimonian and Laird 法。

（三）Meta 分析的基本步骤

1. 提出问题,制订研究计划　通过系统复习大量文献提出需要解决的问题,问题一般来自生物医学研究领域中不确定或有争议的问题。Meta 分析课题的研究计划包括研

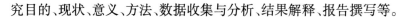

究目的、现状、意义、方法、数据收集与分析、结果解释、报告撰写等。

2. 检索相关文献　一般从研究问题入手,确定相应的检索词及其之间的搭配关系,制定检索策略和检索范围。可供计算机检索的医学数据库有 Medline、中国生物医学文献数据库、中国知网、Cochrane 图书馆以及其他数据库。对检索结果要进行查全、查准与否的分析评价,否则会影响 Meta 分析结论的可靠性和真实性。

3. 筛选纳入文献　以明确的纳入和剔除标准从检索出的文献中筛选合乎要求的文献。在制定文献纳入和剔除标准时,要考虑研究对象、设计类型、处理因素、结局效应、样本大小、观察年限、文献发表时间和语种等方面的问题。

4. 提取纳入文献的数据信息　被 Meta 分析采用的数据信息一般包括基本信息、研究特征、结果测量等内容,确定和选择需要分析和评价的效应变量。

5. 纳入文献的质量评价　主要考察各个研究之间是否存在差异及其影响程度。质量高低可用权重来表示,也可用量表或评分系统来评价。

6. 数据的统计学处理　主要包括明确资料类型、选择恰当的效应指标;进行同质性检验、选择适合的统计分析模型;效应合并值的参数估计与假设检验;效应合并值参数估计的图示。

7. 结果的分析与讨论　包括异质性及其对效应合并值的影响;几种设计类型的亚组分析;各种差异的识别与控制;Meta 分析结果的实际意义。

其他综合评价方法见第二章医疗服务能力第二节医疗卫生服务能力指标与评价。

第三节　卫生统计方法与卫生服务能力及卫生经济研究

卫生统计方法是卫生服务及卫生经济研究的重要工具,其发展历程伴随着卫生服务及卫生经济的演进。卫生统计方法不断推陈出新,对于准确、高效地反映卫生服务及卫生经济的规模、结构和动态具有重要意义。了解卫生统计方法与卫生服务及卫生经济的关系,不仅有助于提高卫生服务的研究水平和实用性,也能够为卫生政策制定者和研究者提供有益的参考。

卫生经济学是卫生统计学的重要应用领域。它主要研究卫生资源的分配、利用和效益,为卫生决策提供经济学分析和决策支持。卫生经济学通常包括成本–效益分析、成本–效果分析、生命质量调整年份等方法。卫生服务评价是卫生统计学的另一个重要应用领域。它通过对卫生服务质量、效率、满意度等进行评估,为卫生决策提供科学依据。卫生服务评价通常包括结构评价、过程评价和结果评价等方法,帮助决策者了解人口的健康状况,评估卫生服务的需求和供给情况,以及预测未来的需求。通过分析统计数据,可以确定卫生服务的分布和配置,以便更好地满足人们的需求。

通过文献综述和实证分析,发现卫生统计方法在卫生服务及卫生经济中具有重要的作用。描述性统计可以准确地描述和整理卫生服务的总体情况,为后续的分析和预测提供基础数据;分析性统计可以帮助我们深入了解卫生服务各要素之间的内在联系和规律,为政策制定者提供有益的参考;预测性统计则可以预测和分析卫生服务的未来趋势,为决策者提供科学依据。

本节主要介绍常用的卫生经济评价指标和方法,医疗卫生服务评价详见第二章。

一、卫生经济评价的基本概念

卫生经济评价是基于卫生资源的有限性和人们对卫生服务需求无限性的矛盾,运用经济学分析方法分析某项卫生服务的资源投入与产出,其目的就是要达到以最小的投入产生最大、最有效的健康产出。在实践中运用最多的就是对两个或者两个以上的卫生服务项目进行成本(投入)和结果(产出)的比较分析,为使有限的卫生资源(投入)产生最大的效益(产出)提供决策依据。完整的经济学评价需要满足两个基本条件,一是任何卫生经济学评价的项目必须有两个或者两个以上可供选择的方案;二是须同时考虑项目的投入和产出,一般用成本来计算投入,用节省的资源或者项目实施后生命健康状况改变的结果来衡量产出,按照不同的评价角度,卫生服务的产出可运用效果、效益和效用等来进行测量。

成本的分类。一般来说,成本(cost)是运用货币测算某项卫生服务在整个经济环境所消耗或者放弃的资源,包括卫生服务部门、社会其他相关部门和患者及其家庭所消耗的资源或者生产力的损失(成本的测算有不同的视角,主要有整个社会的宏观视角、医疗卫生部门的视角、患者及其家庭的微观视角等)。某项卫生服务的成本一般分为3种主要类型:直接医疗服务成本、直接非医疗成本和间接成本。

直接医疗服务成本是指由卫生服务提供者所消耗的资源,如药品、仪器、设备的消耗,住院费用及医生和护士所付出的时间和技术服务等成本,以及卫生服务管理成本和治疗方案的后续治疗成本。直接非医疗成本主要是非医疗服务人员所花费的货币成本。间接成本主要是指治疗过程中相关的时间成本。包括因治疗或者医疗条件而导致患者或其照料者时间的损失而产生的机会成本,如患者因卫生行为导致的损伤、失能或失去生命所造成的生产力丧失,以及家属的陪护、家中的非正式护理等的时间成本;在某些特殊的卫生服务项目,如精神疾病和老年健康服务中,有可能还会消耗社会其他诸如社区服务、家政服务等公共机构的资源。

需要说明的是,成本的分类是相对的,关键是看成本核算的对象。如以一个医院某一科室作为核算对象,分析该科室为某一病种的治疗所花费的全部成本,那么医院后勤

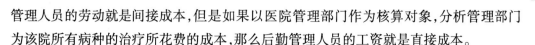

管理人员的劳动就是间接成本,但是如果以医院管理部门作为核算对象,分析管理部门为该院所有病种的治疗所花费的成本,那么后勤管理人员的工资就是直接成本。

二、卫生经济评价的基本方法

(一)成本-效果分析

成本-效果分析(cost-effectiveness analysis ,CEA)是评价一定量的卫生资源消耗后所获得的个人健康产出。资源消耗即成本用货币单位计算,健康的结果用非货币单位表示,如某地区实行某一种卫生干预措施后,死亡率的下降,挽救的生命年,药物疗效的百分比等来反映健康状况的改善。该方法运用的条件是相同目标、同类指标的比较,不能用于目标与结果不同的项目比较。所以,成本-效果分析的应用关键是效果指标的选择。效果指标一般分为相对效果指标和绝对效果指标。前者如某种疾病的发病率、控制率等。后者有发现的某种病例数、治愈的患者数或者多少人可以从某个卫生健康项目获益等。

如果效果指标不止一个,可以考虑采取设定指标权重将各指标合成一个综合指标的方法加以处理。所花费的交通费用,患者家属的住宿费,或者患者特殊饮食限制的花费等。

(二)成本-效益分析

成本-效益分析(cost-benefit analysis,CBA)是通过比较不同备选方案的全部预期成本和全部预期效益来评价预选方案。该方法将投入和产出都用统一的货币单位来进行计算,是理想的卫生经济学评价方法,它为决策者提供的标准也非常简单,单个方法的效益大于成本就是经济上可行的方案,如果是多个方案的比较,净效益最大者即为最优方案。

当不同方案的成本和效益测量完以后,可以运用净现值法或者利润成本比法来进行比较。

净现值(net present value,NPV)法是根据货币时间价值的原理,将未来的收益换算成当前的货币价值的方法,可以说明卫生服务在计算期内获利能力的动态评价指标。如果是对多个卫生服务方案进行比较,以净现值最大者为优。此方法也可以对独立方案进行评价,当 NPV>0 时,方案可以接受;当 NPV=0 时,也可以考虑接受;但如果 NPV<0 时方案不可行。

利润成本比(benefit-cost ratio,BCR)法是用卫生服务方案的效益现值与成本现值总额之比来反映效益现值和成本现值比较关系的一种考察资金利用效率的方法,表示单位投资现值所取得的超额净效益。

多个卫生服务项目比较时,按照效益成本比率大小排序,取比率高的为最佳方案;

此方法也可用于对单一方案的评价,如果成本比率≥1时方案可以接受,反之,就应该否定。

(三)成本效用分析

成本效用分析(cost-utility analysis,CUA)是将卫生服务项目投入的成本量和经质量调整的健康效益产出量进行比较,以此来评价卫生服务措施的效率。一般用质量调整生命年或者与此相似的其他可能的变量如伤残调整生命年等来测算健康产出的结果。质量调整生命年是指由于实施某项卫生措施而挽救了人的生命,延长了人的寿命。将不同生活质量的生存年数换算成相当于完全健康人的生存年数。

成本-效用分析和成本-效果分析有相似之处,但是成本-效果分析中产出结果是单一的、特定的指标,而成本-效用分析中的产出结果是综合性、一般性的指标,该指标可用于目标不同的项目之间的比较。

三、卫生经济评价的基本步骤

1. 确定评价目的和分析角度 卫生经济研究评价首先要研究目的和分析角度来确定评价需要解决的主要问题,比如比较某一项健康服务项目不同方案之间的效率;或者论证某一卫生方案的可行性等。

2. 分析各备选方案具体内容 对于为实现某一卫生服务目的的各种备选方案,在分析时首先须确定、明了各方案的具体实施内容、方案、实施周期和实现方案所必备的主客观条件。明确这些具体内容后才能够进一步分析选择哪一种经济学评价方法。在确定内容的时候,要做到仔细、全面,对有关的重要结果、费用和重要的相关因素的分析力求不能有遗漏。

3. 排除明显不可行的方案 先看方案在政治上是否可行,是否有违国家的大政方针;再检查不同方案之间在内容、研究方法等方面是否相似,如果相似度高,就应该排除;然后看方案的成本,如果成本明显与当前的社会经济发展水平不相符合,成本过高,就要排除;还要分析方案是否有严重的约束条件,如果存在与方案实施的地区和对象明显不符的约束条件,也应当排除。

4. 成本 方案成本的测量主要从涉及的有关卫生部门、社会其他部门、患者及其家庭4个方面来考虑。

5. 方案的效益或者效果的测量 主要从方案带来的健康状况的改善、所创造的其他价值和节省的资源(包括卫生资源和社会其他资源)等方面来确定各方案所带来的效益或者效果,并确保各方案之间具有可比性。

6. 贴现的计算 如果一个健康卫生服务方案持续的时间超过一年,就需要消除时间对方案的投入和产出的影响,因为不同时间段所花费的投入和产生的产出其经济意义有异。除了资金的时间价值外,还要考虑生命的时间价值对成本和效益或者效果的影响,这就需要进行贴现计算。

7.敏感性分析　在进行成本和效益/效果的测算时,有些因素存在不同程度的不确定性,敏感性分析就是要通过对不确定性因素赋予不同的估值来分析它们对方案的成本效益/效果的影响,从而分析这些不确定因素如果发生变化将对方案产生的影响。

8.分析与评价　分析与评价就是通过对不同方案之间的分析、比较和评价,为决策提供科学的参考依据。

卫生统计方法在卫生服务及经济评价中的应用可以提供决策支持和政策制定的科学依据,以及帮助优化卫生资源的配置和利用。此外,我们还发现现有卫生服务经济文献存在一些不足之处,如部分研究过于关注理论和方法的建设,而对实际应用和效果评价较为欠缺;由于数据来源和质量的限制,部分研究结果的可靠性和准确性有待提高等。因此,我们需要不断地完善和改进卫生统计方法和评价标准,以更好地服务于卫生服务经济的研究和实践。

第五章　我国省域医疗服务能力与经济的耦合协调分析研究

第一节　研究背景、目的与意义

一、研究背景

（一）人民日益增长的健康需求对医疗卫生服务提出了更高的要求

改革开放以来,中国经济迅速发展,进入 21 世纪之后,中国经济更是进入了高质量发展阶段。党的二十大报告指出:我国经济总量占世界经济的比重达 18.5%,提高 7.2 个百分点,稳居世界第 2 位,经济实力实现历史性跃升。

随着国家经济的快速发展和人民生活水平的不断提高,面临着区域间医疗资源配置不平衡、人口老龄化、疾病谱变化等问题,且人们对医疗卫生和健康保健的重视程度逐步提升,自我健康意识不断增强,人民群众日益增长的多层次多样化医疗健康需求对医疗卫生服务能力和健康服务提出了更高的要求,"看病难、看病贵"成为社会广泛关注的热点和难点问题。目前,我国的人口结构正在发生深刻的变化,随着人口老龄化的逐渐加剧,慢性疾病和非传染性疾病的患病率逐渐增加,这对医疗卫生服务提出了更高的要求。同时,新兴疾病和突发公共卫生事件的出现也需要我国医疗系统具备更强大的应对能力。

2009 年国家开始推行"新医改",十多年来,我国政府通过加大卫生财政投入、建立基本医疗保障制度和国家基本药物制度、健全基层医疗卫生服务体系等举措,着力纠正医药卫生领域过度市场化、商业化等偏差,群众"看病贵、看病难"问题得到显著改善。随着"新医改"步入"深水区",基层医疗改革后继乏力、公立医院改革进展缓慢、医疗卫生资源利用不充分等问题逐步显现,人民日益增长的健康需求同医疗卫生服务和经济发展水平的不相适应,基本医疗卫生服务领域的公平与效率没有很好地协调起来。如何实现医疗资源的优化配置,使医疗服务更加均衡,是一个亟待解决的问题。

综上所述,在人民日益增长的健康需求背景下,如何实现医疗服务的质量提升、资源合理配置以及与经济发展的协调,以确保人民的健康权益得到充分保障,同时也为国家的可持续发展提供坚实支撑。这一问题如何解决值得政府、医疗机构、学界和社会各界的深入研究。

(二)突发的公共卫生事件给我国医疗卫生服务体系带来了严峻的考验

2020年以来,突如其来的新冠疫情对人们的生活、经济和社会秩序造成了巨大冲击,也让各国医疗卫生服务体系面临严重考验。我国作为世界人口大国,其医疗卫生服务体系同样受到了突发公共卫生事件的挑战。大规模的疫情暴发导致对防范疫情的公共卫生服务需求迅速成倍增加,而在短时期内会形成物资和服务人员严重短缺的局面,无法充分满足需求。医院作为抗击新冠疫情最直接的前沿阵地,其医疗服务需求在短时间内大量、持续性上升,呈现出复杂化、多元化的失衡情形。医护人员面临高风险的工作环境,疫情管理也占用了大量的人力和物力资源,对卫生系统的管理能力提出较高的要求。新冠疫情防控实现平稳转段后,因新冠疫情期间日常性医疗卫生服务停滞而未及时提供的人群疾病预防、人群健康保护、个体疾病诊治等医疗卫生服务需求全面凸显,直接考验医疗卫生系统的可持续能力。综上,公共卫生事件揭示了卫生服务体系在应对突发卫生危机时的脆弱性,这一脆弱性的存在从侧面说明加强应急响应能力建设的重要性。

另一方面,突发公共卫生事件对中国经济带来了严重的冲击。大规模的疫情控制措施,如封城和社交隔离,导致各类产业的停滞。医疗资源的集中使用还减少其他非疫情相关医疗服务的提供,这对卫生服务业的发展和经济增长造成了冲击。疫情引发了全球供应链的中断,中国是全球制造业的重要一环,因此在供应链中扮演着关键角色。新冠疫情的冲击对中国经济的稳定性造成了严重威胁。

(三)经济快速发展的同时,医疗卫生服务能力发展亟待加强

当一个国家经济快速发展的同时,医疗卫生服务能力的加强至关重要,这不仅是为了满足日益增长的医疗需求,更是为了实现深层次的社会和经济目标。医疗卫生服务能力的发展很大程度上影响人民的健康状况,而健康的人民是任何国家最宝贵的资源之一。健康的劳动力可以提高生产力,有助于经济的稳定增长。因此,加强医疗卫生服务能力实际上是一种投资,可以提高国家的人力资本。其次,医疗卫生服务的改善可以减轻家庭的财务负担。在没有足够医疗保险或医疗设施的情况下,家庭可能需要承担高额的医疗费用,会导致贫困和不平等的加剧。因此,加强医疗卫生服务能力有助于社会公平,减少贫富差距,促进社会的稳定和谐。

近年来,国家在发展经济的同时,更加注重医疗卫生事业的发展。但是与我国高速的经济增长相比,在提升医疗卫生服务能力方面的发展亟待加强。随着经济的蓬勃增长,老龄化问题也变得愈发显著,对长期护理和老年人的医疗服务需求日益增多。同时,城市化进程迅速推进,城市人口密度增大,出现更多的健康问题,如生活压力,这需要更

多医疗资源的分配和城市健康管理。并且,医疗卫生服务不平等问题也值得关注。在一些地区,医疗资源分布不均,学者韩欣慰利用 2020 年统计年鉴数据,发现我国医疗服务能力与地区经济整体协调水平较低,地区间的耦合协调度差异较大。张霖等测评了 2019 年中国各地区医疗卫生服务与经济发展协调关系,发现只有 1 个地区达到中级及以上协调发展状态。

我国人口众多,国家医疗卫生事业经费支出占财政支出的比例较低,医疗卫生服务资源稀缺、供给不足。在"健康中国"背景下,建立与当前经济发展水平相适应的医疗卫生服务投入机制变得尤为重要。因此,如何协调好区域经济、医疗服务能力两个子系统之间的关系,是学术界深入研究的重要课题。

(四)国家对健康和经济社会的良性协调发展给予高度重视

国家对健康和经济社会的良性协调发展给予高度重视。健康不仅仅是医疗服务的问题,还包括饮食、生活方式、环境因素等各个层面。通过政策措施,国家鼓励人民养成健康的生活方式,减少慢性疾病的负担,从而降低医疗开支、提高生产力等,推动整个社会的可持续发展。

1998 年,我国开始基本医疗保险制度,该制度的实施旨在确保人民获得基本的医疗保障,减轻医疗支出对家庭经济的压力。2009 年,中共中央、国务院发布《关于深化医药卫生体制改革的意见》提出"坚持从基本国情出发,……坚持基本医疗卫生服务水平与经济社会发展相协调"。2016 年,习近平总书记在全国卫生与健康大会上强调:要把人民健康放在优先发展的战略地位。2017 年中国共产党第十九次全国代表大会(简称十九大)报告中提出"健康中国 2030"战略,旨在建设更加公平、可及和高效的卫生健康体系,提高国民健康水平。2020 年,习近平总书记在教育、文化、卫生、体育领域专家代表座谈会上强调:"要努力全方位全周期保障人民健康,实现健康和经济社会良性协调发展。"党的二十大报告指出:"人民健康是民族昌盛和国家强盛的重要标志,把保障人民健康放在优先发展的战略位置,完善人民健康促进政策、深化医药卫生体制改革,促进医保、医疗、医药协同发展和治理。"国家鼓励互联网技术与医疗健康相结合,推动远程医疗、健康管理和电子病历等领域的发展,提高医疗服务的效率和可及性。一系列的政策和举措的综合实施,体现了我们党对健康和经济社会的良性协调发展高度重视,并且这些政策和举措有助于促进中国的医疗卫生服务与经济的协调发展。

(五)对两系统间的关联协调分析及影响因素研究还较为有限

经济发展是推动医疗卫生领域改革和发展的前提和保证,而医疗服务能力是保障民生健康和建设健康中国的基础与关键。两者作为不同的系统,其协调发展关系着社会发展的可持续性和稳定性。

既往相关研究成果涵盖了医疗卫生服务与经济发展之间效应、关系等多个方面,但对于两者之间的关联协调分析及影响因素研究还较为有限,并且耦合协调度模型在医疗服务领域的应用较少。因此,本研究利用综合评价指数、耦合协调度等定量分析我国2012—2020年医疗服务能力与经济的耦合协调发展状况以及区域间协调水平,并利用相关性分析和 Tobit 模型分析其影响因素,为促进两系统可持续协调发展提出参考。

二、研究目的与意义

1. 研究目的

第一,构建医疗服务能力与经济的耦合协调评价指标体系,为相关两系统协调评价提供工具参考。

第二,探讨我国省域医疗服务能力与经济综合发展水平及耦合协调发展状况,为促进医疗服务能力与经济健康协调发展提供参考。

第三,探究影响我国省域医疗服务能力与经济耦合协调发展的主要因素,为医疗服务能力与经济两系统协调发展研究提供参考。

2. 研究意义

(1)理论意义 利用耦合协调度模型等定量分析医疗服务能力与经济间的协调发展状况,为促进两系统可持续协调发展提出参考。

(2)现实意义 通过对医疗服务能力与经济间的协调状况及其影响因素分析,有利于正确地把握医疗服务能力与经济两系统间的耦合发展演化规律,为相关地区制订相应政策奠定基础。

三、研究框架

第一,利用头脑风暴法和德尔菲法专家咨询构建医疗服务能力与经济的耦合协调评价指标体系。采用熵值法确定指标权重,为后续的实证分析提供工具支撑。

第二,运用综合评价指数测算我国省域医疗服务能力与经济综合发展水平;利用耦合协调度模型分析我国省域医疗服务能力与经济间的耦合协调状况。

第三,基于前文耦合协调度结果、相关文献研究,从健康服务投入、医疗服务利用、居民健康管理水平等8个方面共选取13个影响因素变量,利用相关性分析、Tobit 模型分析影响医疗服务能力与经济协调发展的因素。

第四,根据研究结果,提出政策建议。

第二节　概念、理论基础及相关研究进展

一、基市概念

(一)耦合

"耦合"是指系统中不同部分之间相互关联和相互作用的现象。在一个耦合系统中，各个部分的行为和变化会影响其他部分，导致系统整体的行为和性质发生变化。耦合可以是物理上的联系，也可以是信息、能量、影响等方式的交流。耦合的概念在自然科学、社会科学、工程学等多个领域都有应用。例如，在生态学中，研究生态系统中不同物种之间的相互作用和影响。

(二)协调

"协调"是指两种或两种以上系统或系统要素之间配合得当、和谐一致、良性循环的关系。协调是为了保持或增强系统的稳定性、适应性和性能而进行的活动，其核心是实现整体目标，而不仅仅是各个部分的局部目标。通过协调不同部分的行动，可以确保整体目标的达成，从而促使系统或组织朝着预期方向发展。

在国内外相关概念中，协调在管理学、组织学、社会学等领域都得到了广泛的讨论和应用。例如，在供应链管理中，协调涉及确保不同环节之间的物流、生产和需求之间的平衡，以实现供应链的高效运作。在社会学中，协调研究关注社会群体内部的合作、交往和互动，以及如何通过协调来维持社会的稳定性。

总之，协调是一种通过调整和安排各个部分之间的关系和行动，以实现整体目标、促进合作和减少冲突的过程。这一概念在各个领域都具有重要意义，有助于提高系统、组织或社会的运作效率和稳定性。

(三)耦合协调度

"耦合"指系统中不同部分之间相互依赖、相互联系。这些耦合关系可能是直接的物理联系，也可能是通过信息、能量等方式传递。耦合关系可以是正向的(合作)也可以是负向的(竞争)，它们共同影响系统的整体行为。"协调"是指两种或两种以上系统或系统要素之间配合得当、和谐一致、良性循环的关系。协调作用可以通过调整部分之间的关系、资源分配、信息传递等方式来实现，以达到整体目标的最优化。"耦合协调度"是一个涉及系统中不同部分之间相互依赖和协同作用的概念。它强调整个系统的整体目标及系统中各个子系统或组成部分之间的耦合关系；通过协调不同部分的行动，可以实现

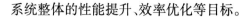

系统整体的性能提升、效率优化等目标。

在国内外相关文献中,耦合协调度的概念在多个领域得到了应用。例如,在农业经济中,耦合协调度被用于研究经济发展水平与农村减贫耦合协调的时空格局。

总之,耦合协调度强调了系统中不同部分之间的相互关系和合作,以实现整体目标的最优化。这一概念在多个领域具有重要意义,有助于提高系统的效率、稳定性和适应性。

(四)评价指标体系

评价,在《现代汉语词典》中对其定义为评估价值,指对某个人或某一件事物进行分析判断后得出其结论,衡量其价值。指标,在《现代汉语词典》中被定义为:在计划中预期达到的可以衡量目标的指数、标准,而这一标准,时常用数值表示。体系,在《现代汉语词典》中也有明确的表达,它指一个由若干相互联系的事物构成的整体。

评价指标体系是一个结构化的框架,是用于评估特定目标或领域的一组量化或定性指标的集合。它在不同领域中用于度量绩效、评估质量、监测变化等,旨在为决策者提供全面的信息基础。

评价指标体系它可以用于各种领域,如环境、经济、社会等,从而帮助制定决策和政策。如联合国的可持续发展目标(SDG)采用了一系列指标体系,用于度量各国的可持续发展进展。在国内,各级政府和组织也使用评价指标体系来监测政策实施和绩效改进。

总之,评价指标体系在各个领域中起着重要作用,帮助人们理解和评估复杂的问题。通过合理的指标选择、权重分配和数据分析,评价指标体系可以提供有价值的信息支持,促进决策的科学性和有效性。

二、相关理论

(一)系统理论

系统理论是一种跨学科的理论框架,用于研究和理解复杂系统的性质、结构和行为。其核心观点包括以下几个方面。一是系统的整体性与部分性:系统理论强调将系统视为整体,由多个相互作用的部分组成。系统的整体性意味着系统的性质和行为不能简单地由其各个部分的性质和行为之和所解释,而需要考虑部分之间的相互关系和相互作用。二是系统的层次性:系统理论强调系统可以被分解为不同的层次或层级。每个层次都有其特定的结构和功能,同时也受到上下层级之间相互影响的影响。这种层次性有助于理解系统内外部的复杂关系。三是反馈机制:反馈是系统理论的重要概念之一。正反馈和负反馈机制可以影响系统的稳定性和动态行为。正反馈加强变化,而负反馈抑制变化,使系统保持稳定状态。四是非线性:许多系统在其各个部分之间存在非线性关系,这意味着系统的响应不是简单的输入与输出的线性关系。非线性导致了一些出人意料的行为,如混沌现象。五是自组织性:系统理论强调系统内部的自组织和自发性。在适当的条件下,系统的部分可以相互作用,形成新的结构和模式,从而产生出新的性质和行为。六是系统的耦合性:不同的系统之间可能存在耦合,即相互依赖和相互影响。这种耦合性使得系统之间的行为变得更加复杂,需要考虑系统之间的协同作用。

在国内外相关文献中,系统理论在许多领域都有应用,包括管理学、生态学、物理学、社会学等。例如,系统思维在组织管理中用于分析组织的结构和运作方式,生态系统理论有助于理解生态平衡和物种相互作用,物理学中的混沌理论则解释了一些非线性系统的行为。

总之,系统理论作为一种综合性的理论框架,帮助我们更好地理解和解释复杂系统的性质和行为,为各个领域的研究提供了有价值的工具和思路。

(二)系统科学理论

系统科学理论最早可追溯到 20 世纪初期,当时许多学者意识到自然界中存在着大量相互关联的系统,并试图找到一种描述和研究这些系统的方法。在这个过程中,许多数学和物理学家,如诺伯特·维纳、雅科夫·伊格尔斯等人,提出了许多关于系统科学的基本理论和方法,如控制论、信息论、网络理论、复杂性理论等。

20 世纪中期,生物学家贝塔朗菲正式把系统科学理论定义为"该学科从整体上研究系统内部要素结构和功能及耦合作用关系,研究系统演化运行规律以及系统间相互影响的关系"。1981 年,我国著名科学家钱学森认为系统科学是运用"局部与整体、局部与系统"的观点去研究客观世界,其基本特征可概述为整体性、联系性、动态性和目的性。随着研究的不断延展、丰富和扩大,系统科学理论广泛运用到物理学、生物学、经济学、管理学等众多领域。

医疗服务能力与经济具有较强的关联性与综合性,如果把医疗卫生服务与经济比作一个综合系统,那么医疗服务能力与经济则分别是综合系统下的子系统,子系统中任何一个要素都会影响系统运行。因此,引入系统科学理论来分析医疗服务能力与经济之间的关系会更加科学合理。

(三)协调发展理论

"协调"是指系统或要素之间配合得当、和谐一致、相互促进的关系。发展是指事物由小到大,由简单到复杂,由低级到高级,由旧质到新质的变化过程。协调与发展相结合,强调系统或系统内各要素之间良性影响、和谐一致。协调发展强调各系统或各系统要素齐头并进、共同发展,具有整体性、综合性等特征。

协调与协调发展思想始终伴随着人类文明的前进历程。国外关于协调发展的观念及理论最早兴起于 20 世纪 60 年代。当时人们追求经济快速增长的同时,出现环境污染、资源面临枯竭等问题,人们开始思考环境与经济协调发展、可持续发展等问题。西方并形成"以人为本""物竞天择,适者生存"等哲学协调发展理念。我国协调发展理论研究最早追溯到古代协调思想,这一思想以人与自然的和谐发展为核心,并形成了"天人合一""民胞物与""中庸之道,兼容并包"等哲学思想理念。这些思想一直延续到现代,成为我国有关协调发展的理论基础。1985 年,我国著名生态学家马世俊提出"社会—经济—生态"复合生态系统理论,该理论被认为是协调发展理论形成的里程碑。随着可持续发展理论的提出,协调发展理论先后经历了萌芽、发展、成熟等一系列过程,并最终形成了其深刻内涵。随着专家学者不断地深入研究,该理论也不断趋于成熟,目前已运用到经济、社会、环境等多领域。

"十八大"以来,我国提出了"创新、协调、绿色、开放、共享"的发展理念。其中协调发展理念,不仅包含了区域协调、物质文明与精神文明协调,也渗透在其他理念之中。本书基于协调发展理论来分析我国省域医疗服务能力与经济协调发展状况,以期为促进医疗卫生服务与经济健康协调发展提供参考。

(四)耦合协调理论

"耦合"最早出现在物理学,表示多个系统或运动方式相互作用、彼此影响的现象。"耦合度"指不同系统之间相互影响的程度。当不同系统之间具备整体性、联系性、动态性等特点时,就可以达到"系统耦合"状态。

"协调"是指系统或要素之间配合得当、和谐一致、相互促进的关系。"耦合"与"协调"两个理论相结合,体现了系统或系统内部各组成要素间由无序到有序、从低级到高级的动态平衡发展趋势。耦合协调理论现已运用到管理学、化学、物理学、经济学等多个学科领域。

医疗服务能力与经济两个子系统是辩证关系,既相互联系又相互制约。故引用耦合协调理论对两子系统间协调发展现况进行分析,同时也为本书提供理论基础。

三、相关方法

(一)德尔菲法

德尔菲法的英文名称为 Delphi method,又被称为专家小组调查法或背对背意见调查法,由美国兰德(RAND)公司于 1964 年首次使用。

德尔菲法是一种定性研究方法,旨在通过一系列循环的匿名调查和专家意见收集,达成共识、预测未来趋势或制定决策。

德尔菲法主要是邀请不同的专家对所研究的项目进行系统的打分,再进行整体的归纳、总结、统计,从而得出相应的结论。它采用函询调查,它的主要操作流程是向与所研究的项目有关领域专家发出征询意见,接着将他们回答的意见进行收集整理、归纳梳理、统计分析归纳后再反馈给专家,再次征求意见后再加以综合、反馈。经过多次反馈后得到一个比较一致的较可靠的意见。由于邀请的调查者都是相关行业的专家,所以德尔菲法具有很强的参考价值性。

该方法在预测未来趋势、制定政策、评估风险等领域得到广泛应用。尤其在缺乏数据、难以预测的情境下,德尔菲法可以提供有用的专家意见。但德尔菲法也有一些限制,如可能消耗大量时间、资源和资金,且结果高度依赖于专家选择和问题设计。此外,某些问题可能不适合使用德尔菲法,特别是涉及定量预测或主观性较强的问题。

(二)熵值法

熵值法是一种多指标决策方法,用于解决复杂的决策问题。它的基本原理是通过测量每个指标的信息熵,来确定其在决策中的权重。熵值法的运用领域广泛,其主要根据指标变异性的大小确定指标权重,其运用效果已经得到了国内外广大学者的验证,考虑到本书耦合协调模型的应用以及数据的特点,本书采用熵值法来确定指标的权重,以保证运算结果的科学性。计算步骤如下。

1. 数据无量纲化处理　各指标量纲不同,需对指标进行无量纲化处理。本书采用常见的极差标准化法,计算公式为:

$$正向指标: x'_{ij} = \frac{x_{ij} - \min\{x_{ij}\}}{\max\{x_{ij}\} - \min\{x_{ij}\}} + 0.001$$

$$负向指标: x'_{ij} = \frac{\max\{x_{ij}\} - x_{ij}}{\max\{x_{ij}\} - \min\{x_{ij}\}} + 0.001$$

其中,i 表示年份或地区,j 表示评价指标,x_{ij} 为原始数据,$\max x_{ij}$ 表示 j 指标序列下的最大值,$\min X_{ij}$ 表示 j 指标序列下的最小值。

2. 计算指标权重　计算 j 指标序列下 i 区域(年份)的比重 p_{ij}:

$$p_{ij} = \frac{x'_{ij}}{\sum_{i=1}^{m} x'_{ij}} (i=1,2,3\cdots\cdots m, j=1,2,3\cdots\cdots n)$$

3. 计算 j 评价指标的熵值 e_j

$$e_j = -\frac{1}{lnm} \sum_{i=1}^{m} p_{ij} l n p_{ij} (i=1,2,3\cdots\cdots m, j=1,2,3\cdots\cdots n)$$

4. 计算 j 评价指标的权重 W_j

$$w_j = \frac{1 - e_j}{\sum_{j=1}^{n}(1 - e_j)} (j=1,2,3\cdots\cdots n)$$

熵值法通过量化指标的不确定性,为各个指标赋予合理的权重,从而在多指标决策问题中提供了一种较为客观的方法。然而,该方法仍需根据实际情况谨慎应用,特别是在权重计算和指标选择方面需要结合专业知识和实际经验。

(三)相关分析

相关分析是一种用于研究变量之间关系的方法,其主要是探索和量化两个或多个变量之间的关系,以便更好地理解它们之间的交互作用。这种分析有助于揭示变量之间的模式、趋势和关联,从而为数据解释和预测提供支持。相关分析最常用的指标是相关系数,它可以衡量两个变量之间的线性关系程度。常用的相关系数包括 Pearson 相关系数、Spearman 秩相关系数和肯德尔等级相关系数(Kendall 秩相关系数)。

相关性分析在各个领域都有广泛应用,包括经济学、社会科学、医学和自然科学等。它可以帮助我们识别市场趋势、探索疾病与风险因素之间的关系,以及预测自然现象等。

1. Pearson 相关系数 Pearson 相关系数是由英国数学家 K. Pearson 教授提出的,它是用于衡量两个变量之间线性关系强度的方法。Pearson 相关系数在使用时要求数据服从正态分布。公式如下:

$$r = \frac{\sum_{i=1}^{n}(a_i - a)(b_i - b)}{\sqrt{(a_i - a)^2 \sum_{i=1}^{n}(b_i - b)^2}}$$

其中,r 为相关系数,其值介于 -1 与 1 之间。a_i 与 b_i 为两个不同变量,$\bar{a}$ 和 $\bar{b}$ 分别为 A 和 B 的样本均值,n 为样本数。在显著水平上,r 的绝对值越接近 1,表示两个变量的相关程度越强。

2. Spearman 相关系数 Spearman 相关系数,也称 Spearman 秩相关系数,它是根据 Pearson 相关系数的概念推导而来。Spearman 相关系数是对数据进行假设的非参数检验,适用范围更广一些,对于不符合正态分布的变量也可使用。公式如下:

$$r_s = 1 - \frac{6\sum_{i=1}^{n} d_i^2}{n(n^2 - 1)}$$

其中,r_s 为 Spearman 秩相关系数,n 为样本数,d_i 表示第 i 对样本的等级差。r_s 介于 -1 与 1 之间,在显著水平上,$r_s < 0$ 为负相关,$r_s > 0$ 为正相关。

相关性分析可以应用于各种数据类型,包括数值型、分类型和有序型数据。但相关性分析有其限制,包括可能存在的离群值、数据分布不满足假设等。此外,相关性只能探测线性关系,而对于非线性关系可能无法捕捉到完整的信息。

综上所述,相关性分析是一种强大的工具,用于理解变量之间的关系。但需要谨慎对待结果,充分考虑数据的性质、统计显著性和可能存在的偏差。在进行决策和推断之前,需要结合领域知识和其他分析方法,以确保准确和可靠的结论。

(四)综合评价指数

综合评价指数是用于评估多个指标或因素综合效果的方法。该方法将不同指标的权重和得分结合起来,以便更好地对不同方案、对象或情况进行排序、评估和决策。该方法在各个领域都有广泛地应用,如城市规划、环境评价、投资决策等。它能够帮助决策者综合考虑多个因素,做出更合理的评价和决策。

在使用综合评价指数之前,首先需要选择与问题相关的各项指标。这些指标应该涵盖问题的不同方面,以确保综合评价的全面性和有效性。综合评价指数的计算通常涉及权重乘以标准化得分,再将得到的乘积进行求和,计算得到的综合评价指数可以用于排序和决策,价值越高的方案在综合效果上越优。值得注意的是,综合评价指数对权重的敏感性较高,不同的权重分配可能导致不同的结果。因此,在应用中常常需要进行敏感性分析,以评估权重变化对综合评价结果的影响。

在实际应用中,综合评价指数方法需要根据具体问题的特点和数据情况进行调整。不同的权重分配和指标选择可能会导致不同的评价结果,因此在使用该方法时需要综合考虑专业知识和实际情况,以确保评价结果的准确性和可靠性。

(五)耦合协调度模型

耦合协调度模型是一种广泛应用于多个领域的理论模型,旨在深入研究系统中不同部分之间的相互关系和协作方式。这个模型的核心概念包括耦合性和协调度。耦合性是耦合协调度模型中的一个关键概念,它表示不同组件或子系统之间的相互联系程度。高度耦合的组件或子系统之间的变化会对其他组件或子系统产生重大影响,而低耦合性则意味着组件或子系统之间的相互作用较弱。耦合性可以是双向的,即 A 组件或子系统对 B 组件或子系统产生影响,反之亦然。协调度指不同组件或子系统如何协同工作以实现共同的目标或完成特定任务。它强调组件或子系统内部的协作机制,可能包括信息交流、资源共享、任务分配等方面。协调度的提高通常有助于提高系统的效率和性能。

耦合协调度模型通常使用数学方程或图形来表示不同组件之间的关系。耦合协调度模型广泛应用于多个领域,包括管理学、生态学、工程学、社会科学等。在管理学中,有助于研究组织内不同部门的协调与合作;在生态学中,有助于理解生态系统中各种生物之间的相互作用;在工程学中,它可用于研究复杂系统中的组件之间的协调以提高系统性能等。

总之,耦合协调度模型提供了一个有力的工具,用于深入研究系统的组成部分之间的相互关系和协作方式。这有助于揭示系统内在结构,从而支持更好地系统管理、优化和决策制定。

(六)Tobit 模型

Tobit 模型是一种统计模型,该模型由詹姆斯·杰伯(James Tobin)于 1958 年提出,它主要适用于分析各类因变量受到某种限制的情形,例如收入、支出等。模型考虑两种类型的截断:左截断(下限截断)和右截断(上限截断)。

Tobit 模型结合了线性回归模型和概率模型。对于观测数据,如果其真实值位于某个截断区间内,模型使用线性回归;如果其真实值低于下限或高于上限,则使用概率分布来估计它们的概率。

总之,Tobit 模型是一种重要的统计工具,用于处理受截断影响的数据。Tobit 模型在经济学、社会学和医学等领域有广泛应用。例如,它可以用于研究影响黄河流域旅游业与经济高质量发展协调性的主要因素,或者分析不同因素对制造业绿色创新效率的影响情况等。

(七)稳健性检验

稳健性检验是一种用于统计推断的方法,旨在降低数据中异常值或极端观测值的影响,从而提高统计检验的可靠性和稳定性。简单来说,当数据得出一个结论时,需要通过一系列方法来验证所得的结论是否可靠。通过改变某个条件或者假设发现所得结论依然不变,那么所得结论就是稳健的,反之,所得结论有待商榷。

通过稳健性检验,研究人员可以确保他们的研究结果不仅在理想情况下有效,而且在面对各种不同的异常或不正常情况时依然成立。这有助于增强研究结果的可靠性,也有助于排除可能导致研究结果出现误差或偏差的外部因素。这包括数据异常、测量误差、样本选择偏差等。

稳健性检验常用的方法有变量替换法、补充变量法、分样本回归法、改变样本容量法等。深入理解稳健性检验原理、选择适当的方法以及在实际应用中的灵活性,研究人员可以提高数据分析的稳健性和可靠性,为科学研究和政策制定提供更有力的支持。

四、医疗服务能力与经济发展相互作用机制

改革开放以来,中国经济迅速发展,进入 21 世纪之后,中国经济更是进入了高质量发展阶段。医疗服务是维护人类健康的基础,而经济发展是国家繁荣的核心。医疗服务能力和经济发展之间的关系一直是学术界和政策制定者关注的重要议题。

一方面,快速的经济发展为医疗服务的发展提供稳固的物质基础,这使政府能够增加对医疗卫生服务的资金投入,如提供医疗服务设施、购置先进的医疗设备、提供培训机会、开展家庭医生签约服务、基本公共卫生服务等,政策的实施都离不开国家财政资金的大力支持。国家对医疗保健的投资可以创造就业机会,激发与医疗领域相关的产业链,促进经济增长。同时,健康的人口有助于减少医疗支出的负担,增加可支配收入,进而有利于经济的稳健发展。另一方面,经济增长促进人民健康水平的提高,当人们收入提高,就会更加关注自身健康问题。当经济发展态势较好,政府会加大对卫生领域的投资,促进医疗卫生事业发展。此外,面对人口老龄化、人民群众日益增长的健康需求,加快大健康产业发展是满足人民日益增长的健康需求的有力保障,也是未来我国经济的重要增长点。健康产业覆盖面广,关联性强,可提供众多就业机会,增强市场活力,是拉动内需、促进区域经济发展的重要引擎。

医疗服务的发展有利于促进经济增长、构建和谐社会。首先,健康的人力资源是推动社会经济发展的第一动力,也是一个国家的核心竞争力。健康的人力通常更有创造力和创新精神,他们更能够贡献于新思想、新产品和新服务的创造,这可以推动经济增长;其次,健康的人力资本可以避免劳动者因疾病而错失劳动机会,增加劳动者工作时间,社会总产出不断增加,从而会推动经济增长。并且医疗服务能力的提高有助于减少慢性疾病和长期健康问题的发生,这有助于降低长期健康护理成本,使家庭和社会能够节省资源。同时,健康的人民更有可能享受高生活质量,这意味着他们更愿意支出和消费,进而促进经济增长。较高水平的医疗服务能力鼓励医疗创新和技术发展。国家通常会在医疗研究和开发方面投入资金,以提高治疗方法、药物和医疗设备的质量和效率,这不仅有助于改善患者的健康,还创造了新的产业和就业机会。

综上所述,经济发展对医疗卫生服务的作用是多方面的,它提供了资金、技术、人力资源和基础设施,有助于提高医疗卫生服务的可获得性、质量和效率。同时,医疗卫生服务的改善也可以反过来促进经济的可持续增长,健康的人口更具生产力,社会更加稳定。由此,医疗卫生服务与经济发展之间相互促进、相互影响。通过深入阐述医疗服务能力与经济发展之间的相互关联和作用机制,有助于政府和决策者更好地理解医疗服务能力和经济之间的关系,为促进两系统协调发展指明路径和方向。

五、医疗卫生服务与经济协调发展研究综述

当前我国经济发展已由高速增长阶段转向高质量发展阶段,随着经济的高质量发展,人民对教育、医疗、文化等需求不断提高,如何协调发展问题已成为当今社会的主要课题。

2016 年,我国正式颁布《"健康中国 2030"规划纲要》,纲要提出"健康领域发展与经济社会发展的协调性有待增强"。医疗卫生服务是社会发展的重要内容,它直接作用于人民健康水平的改善,为我国经济发展提供健康的人力保障。因此,如何找准医疗卫生服务与经济发展之间的关系,促进二者共同发展显得尤为重要。本书从医疗卫生服务与经济相关关系、研究方法等对其进行梳理,并对未来医疗卫生服务与经济协调发展的研究方向进行探讨,以期丰富相关研究成果。

(一)医疗卫生服务与经济关系研究

医疗卫生服务与经济发展作为两个复杂的系统,两者相互作用、相互影响。对于两系统间关系的研究,已取得了较多的研究成果。

1. 国外研究现状

(1)两系统间关系研究起步较早,研究成果多以理论性研究为主 国外学者对两系统间的关系研究起步较早,并已取得了较多的研究成果。早期相关研究成果主要集中在

理论基础,并且多数学者是从"人力资本与经济增长"这一角度来讨论两者之间的关系。如学者 Schultz 在 1961 年提出"健康人力资本在经济增长中的作用远大于物质资本,其回报率也远远高于物质资本";Grossman 等认为"人们的健康决定了劳动者可以直接花在经济和非经济生产活动上的总时间";Lucas 等认为"卫生保健投资不仅可以提高个人的生产力,还可以提高整个社会的生产力"。

(2)随着经济不断发展,相关研究中加入实证分析　随着经济不断发展,学者开始引入数学模型进行定量分析。部分学者是从"健康投资与经济增长"的角度来探讨两者关系,认为卫生投资会促进经济增长。如 Elmi 等基于发展中国家 1990—2009 年经济增长与医疗保健支出数据,采用协整检验验证了两者间的关系为双边因果关系。Yang 等在理论基础模型上,结合最小二乘虚拟变量法(LSDV)和两阶段最小二乘法(TSLS),证实了卫生健康投资能够促进经济增长,并且发现卫生投资占政府总支出的比例会影响经济增长。Ayuba 基于向量误差修正模型(VECM)的因果关系检验方法,研究了尼日利亚 1990—2009 年公共社会支出(教育与健康)与经济增长之间的因果关系,发现公共社会支出综合水平上能够促进经济增长。而另一部分学者持相反意见,认为健康卫生投资会阻碍经济增长,因为它会挤出实物投资,而实物投资是经济增长的主要贡献因素。如 Devarajan 等通过分析公共支出构成与经济增长之间的关系,发现卫生支出对经济增长有轻微的负面影响。可以看出,关于两者之间的关系尚未得出统一的结论。另一方面研究聚焦在"经济增长与医疗卫生支出之间的关系"。Kleiman 首先发现国内生产总值(GDP)会对医疗卫生支出产生较大影响。Newhouse 运用 13 个国家的横断面数据进行分析,揭示了人均 GDP 与人均医疗卫生支出之间存在正相关关系。Behera 等分析印度各邦政府卫生支出行为的表现,发现 GDP 增长会刺激政府卫生支出增加。Cantarero 等学者研究了影响西班牙各地区医疗保健卫生支出的因素,发现在税收自主权较高的地区,各地区 GDP 增长对医疗保健支出增长有直接影响。Behera 等分析印度各邦政府卫生支出行为的表现,得出 GDP 的增长会刺激政府卫生支出增加的结论。但不同的社会经济背景,医疗支出的经济增长效应可能存在差异。如 Bilgel 等在 2011 年研究了加拿大各省在 1975—2002 年期间医疗保健卫生支出对 GDP 的弹性,发现医疗保健支出的收入弹性小于 1,这表明 GDP 增长对医疗保健支出的影响程度较低。Elmi 等基于发展中国家 1900—2009 年期间经济增长与医疗保健支出数据,采用协整检验验证了两者间的关系为双边因果关系。Hensher 等学者的研究结果表明卫生保健的边际增长必须使产生的福利最大化,才能发挥最大的作用。Zhou 等人研究了医疗保健支出对短期和长期经济增长的影响,发现对于中国大部分地区来说,增加医疗支出在短期内对经济增长有负面影响,但从长远来看会促进经济增长,并且在不同经济发展水平下,医疗支出与经济增长的交互作用存在显著异质性。Michael 等通过研究医疗保健、预期寿命和产出之间的内生关系,发现随着经济发展,医疗保健支出也在不断上升。He 等通过实证研究中国经济增长对居民健康的影响。研究发现,中国经济增长对居民健康有影响。具体而言:在经济平稳增长期间,经济增长导致人口死亡率、传染病死亡率、居民医疗费用、交通事故率、新生儿死亡率、肿瘤死亡率显著上升。在经济低迷时期,经济增长对人口总体死亡率、传染病发病率、交通事故率、新生儿死亡率的积极影响持续下降,对精神疾病发病率和心血管发病率产生负面影响。

2.国内研究现状　与国外相比,国内对两系统间的关系研究取得了一定进展。目前国内学者主要是从卫生支出、卫生费用、医疗投入等多角度讨论与经济的关系,并多数学者是利用宏观数据展开分析。

(1)政府卫生支出与经济关系　早期关于两者关系的文献主要是从制度层面和体制层面,利用跨国数据或不同区域数据,运用统计对比的方法对政府卫生支出规模与经济的关系进行讨论。如学者杜乐勋认为我国以较少的卫生资源,维护了较高的健康水平,政府和社会对卫生总投入严重不足,需要加大对卫生费用的投入。学者郭平、张雪薇、张岱烨等发现政府卫生支出对经济增长具有正向影响。钟晓敏等研究指出,从全国平均水平看,政府医疗卫生支出每增加一倍会带动经济增长12.08%,且政府医疗卫生支出对经济增长的影响因地区而异,呈现出"倒U"形曲线的特点。具体到个别省份,胡小梅等以湖南省为研究对象,分析财政卫生支出对经济增长影响,发现卫生支出对经济增长存在长期正效应,但存在短期波动,这也符合钟晓敏的"倒U"形理论。

(2)个人卫生支出与经济关系　徐颖科等利用计量经济学的协整理论、误差修正模型和Granger因果检验方法,研究了1978—2007年我国个人卫生支出和GDP之间的关系。

(3)公共卫生支出与经济关系　王海成等使用最新发展的两区制门槛协整模型对我国公共卫生支出与经济增长之间的关系进行再检验,研究发现:公共卫生支出促进了经济增长,而随着经济的增长,并没有加大公共卫生支出的力度,全国公共卫生总支出同经济增长之间存在非线性的协整关系。

(4)其他两者关系研究　陈洪海等在需求函数的框架下,采用单位根检验和谐整模型来研究我国经济增长与卫生总费用的关系,发现人均GDP与人均卫生费用正相关性较强。李华等以全国30省份"千村"的现场调查数据为依据,发现政府卫生支出对我国农村居民健康水平具有显著的积极影响。李亦兵等基于2001—2014年数据,通过向量自回归(VAR)模型分析卫生均等化与国民经济关系,发现经济增长对改善基本卫生服务均等化有很大贡献,但基本医疗卫生服务均等化的改善对国民经济增长没有很大贡献。单莹等利用统计年鉴和财政决算报表数据,发现我国当前公共卫生投入总体偏低、增长缓慢,远低于GDP增长水平。

(二)协调发展理论研究

随着西方城市化进程不断推进,城市生态问题愈演愈烈,出现环境污染、资源面临枯竭等问题,西方学者开始思考环境与经济协调发展、城乡之间和谐发展、可持续发展等问题。英国著名学者霍华德关于城乡协调发展提出了"田园城市论",他认为"城与乡是一个综合体,二者可以互换活力"。美国规划师思维在20世纪20年代提出了"卫星城市"理论,详细阐述了中心城与卫星城之间的关系,提出了疏散中心城市的重要性与方法,该理论是对霍华德田园城市理论的进一步发展。1987年"可持续发展概念"在世界环境与发展委员会上被正式提出。

国内协调发展理论最早可追溯到古代的协调思想,即以人与自然和谐发展为核心,形成以"天人合一""民胞物与"等理念。20世纪80年代初,生态学家马世俊提出"社会–经济–生态"复合生态系统理论,该理论被认为是协调发展理论形成的里程碑。随着专家学者不断地深入研究,该理论也不断趋于成熟,目前已运用到经济、社会、环境等多领域,如章成林以耦合协同为理论支撑,对2009—2021年我国城乡物流耦合协调发展水平进行分析,陶克涛等基于协调发展理论构造新型幸福感定义及测量方法。到"十八大"以来,我国提出"创新、协调、绿色、开放、共享"的发展理念。

(三)协调发展评价指标相关研究

医疗卫生服务与经济协调发展涉及社会、经济、生态等多学科领域,如何选择与构建两系统间协调发展指标是协调发展研究的一个热点问题,也是一个难点问题。目前,虽有多种方法可用于协调发展状况的评价,但到目前为止尚未形成公认的评价指标体系。归纳总结相关文献,关于选择与构建医疗卫生服务与经济协调发展评价指标的问题上,目前有3种观点:第1种观点认为评价指标应是量纲性统计指标;第2种观点认为评价指标应是一种系数;第3种观点认为评价指标应包含两方面,一是单纯描述协调发展水平,二是描述协调发展系统运行过程中各子系统、各部分之间协调动作、互相配合调整、保持比例发展的程度。

(四)综合发展水平评价方法相关研究

国内外学者对于医疗卫生与经济的评价要素涉及多个角度,如从公共卫生服务与经济高质量发展、卫生支出与经济关系、卫生费用与居民经济收入关系等。但总体来看,国内外学者对两系统间综合发展水平的测算可以归纳为以下几类。

1. 线性加权法　线性加权评价模型,又称为加法模型。具体的计算思路为先计算出每个子系统中评价指标的权重,之后将指标值进行线性加权,以此来衡量子系统的综合发展水平。主要分为2种赋权方法:一是主观赋权法,其代表性方法为层次分析法(AHP);二是客观赋权法,其代表性方法有变异系数、主成分分析、熵值法等。目前大多数学者为了使研究成果更加客观,多数选择客观赋权法。如学者方雄鹰等利用熵值法测算广东省医防融合发展水平,发现新医改以来,公卫系统综合发展水平增长幅度大于医疗系统;郑俊萍等运用变异系数测算环境污染与卫生总费用各自的发展水平指数,发现环境污染与卫生总费用存在显著的正相关关系,环境污染每增加1%,卫生总费用增加0.0952%。

2. 灰色关联度　它源于灰色理论,它能够将少量的、没有任何分布轨迹的数据,进行处理。通过计算出的灰色关联度来判断和描述两组数列间的关联程度,评价相对客观,其优点是数学模型运算简单,对样本要求低。李涛等结合熵值法和灰色关联分析法,测算2009—2013年广西农村公共服务质量水平;侯雅楠等采用灰色关联度测算县域医共体建设前后山东省乡镇卫生院支出与医疗服务投入的关系变化,结果显示:2016—2018年间,山东省乡镇卫生院卫生人员逐年增加,医疗服务量增长幅度加大,转诊服务量总体增加,但接收上级医院转诊人次逐年减少,呈负增长趋势。

3. 功效系数法　功效系数法是一种定量评估多指标影响的综合分析方法,广泛应用于多目标定量分析中。它是将多种参数指标一并考虑的综合评价方法,它需要为每种指标设置满意值和不允许值,即该指标的上限值与下限值,再通过各指标的权重分配,得出各项分数,最终通过加权平均的方法,总结各项得分,最后形成综合评价分数。其最大的优点是可以根据研究对象的特点来调整指标。

王曼丽、黄海涌等将熵值法与功效系数法相结合,来实证研究纵向紧密型医疗联合体绩效评价;钱程辉等采用功效系数法对上海市口腔医院某时期的口腔质量进行评价。

4. 其他综合发展水平评价方法　杨艳青运用模糊模式识别方法对运营铁路隧道衬砌安全性进行评价;夏文菊通过结合灰色关联分析法、指标隶属度等多种方法,构建了水环境污染治理绩效综合评价方法,测评了北方地区水环境污染问题;秦锋等采用基于信息熵与主成分分析方法对某集团多个燃气电厂进行了综合评价;张宛琳等以中部六省2012—2019年的数据为样本,运用数据包络分析方法对中部六省城市化发展质量进行综合评价,发现中部六省城市化发展质量整体呈下降趋势;马彩雯首次将物元分析法应用于轨道交通绩效评价中;章秀琴等运用主客观综合集成赋权法对共建“一带一路”国家基础设施建设水平进行评价,发现不同类型基础设施建设水平存在明显差异。

(五)协调发展评价方法相关研究

协调发展评价多采用数理统计、数学建模的方法。国外对协调发展评价模型研究较早,较多学者将此模型运用到区域经济与生态环境二者之间的协调关系上,如Beckerman利用库兹涅茨曲线分析了收入和环境的关系,验证了收入和环境的关系符合该曲线特征;Ahmet通过收集从1970—2008年213个国家的数据,调查了经济增长和环境压力之间的关系,结果表明收入对环境压力有同样的影响。

国内外学者对如何让评价协调发展的研究成果颇丰。目前国内学者主要是基于两大类方法来建立协调发展评价模型,一种是基于耦合协调度模型,另一种是其他协调度评价模型。归纳总结相关文献,关于医疗卫生服务与经济协调发展评价方法主要分为两大类。

1. 基于耦合协调度模型 "耦合"最早被运用于非常严谨的物理学中的实践研究,它是指两个或两个以上系统相互影响、相互作用的过程。耦合度反映了系统间相互作用、相互影响的程度。耦合协调度能够全面反映两系统间的协调程度。耦合度与耦合协调度的区别在于耦合度仅能解释两个系统的相互作用程度,无法区分其是否达到良性耦合,而耦合协调度能够体现协调状态的好坏程度。

国内外许多学者利用耦合协调度模型来分析不同系统间的协调发展状况,鲜少学者将耦合协调度模型应用在医疗卫生服务与经济协调发展研究中,归纳总结相关文献,唐齐鸣等利用耦合模型及协调度函数对 2012 年我国各省市的医疗投入与健康收益间的关系进行分析,发现整体上两系统间处于拮抗磨合阶段,多数省市的医疗机构处于勉强协调或不协调状态。赵仁芳等采用该模型分析了我国医疗投入与国民健康协调发展之间的关系,发现两系统正处于勉强协调向中级协调过渡,并且两系统间的耦合协调度地域差异较明显。梁锦峰等利用该模型测评了我国中医药服务能力与区域经济的耦合协调发展情况,发现不同地区两系统间的耦合协调度差异较为显著。李丽清等利用该模型探讨了新医改前后我国基层医疗资源配置与经济发展的协调性及其变化,结果显示,2005—2019 年两系统间耦合协调度呈逐年稳定上升趋势。张霖等采用该模型对我国2009—2019 年医疗卫生服务水平与经济发展水平之间的协调度进行分析,同时测评了2019 年中国各地区医疗卫生服务与经济发展协调关系,发现我国以及各地市的医疗卫生服务和经济发展水平整体趋向协调发展。2019 年底有 1 个地区达到中级协调,2 个地区达到良好协调,15 个地区为初级协调,13 个地区为勉强协调。龚超等基于耦合协调理论探究分析了"十三五"期间我国区域卫生资源配置水平与经济间的协调关系,发现多数区域的卫生资源配置水平与经济综合水平呈上升态势,且区域间两系统综合水平的差距正逐步缩小,但仍然存在一定程度的差异。韩欣慰等利用该模型分析我国各省份医疗服务能力与地区经济之间协调发展情况,结果显示,多数地区处于中级耦合协调或勉强耦合协调。马迪等以山东省为研究对象,分析了基层医疗卫生服务能力与区域经济的协调发展水平,发现多数地市处于中度失调和勉强协调,并且不同地市两系统间的耦合协调度存在差异。

2. 其他协调度模型 刘巧艳等利用居民经济收入、卫生总费用与人均卫生费用指标,对 31 省市进行聚类分析,发现各地区间卫生筹资结构和居民人均收入处于失衡状态,并且发现不同地区居民在享受医疗服务方面存在巨大差异,经济发达地区的居民比欠发达地区的居民享受更多的医疗服务。宋伟才利用回归模型和数据包络分析模型探讨了中部六省 GDP 与医疗卫生支出间的协调性。刘正东利用省级面板数据,运用混合普通最小二乘法(OLS)回归、固定效应和双向固定效应方法探讨社会卫生支出对经济增长的影响,发现社会卫生支出对经济增长有显著积极影响,社会卫生支出的增加有助于促进地区经济增长。李贞等利用山东省相关统计数据,运用灰色关联分析法探讨健康人力资本投资与区域经济间协调关系,发现两者间的关联度很高,两者相互促进与相关协调,并建议加大对健康人力资本医疗卫生方面的投资。

(六)总结与展望

由上述分析可以看出,对于医疗卫生服务与经济协调发展关系研究虽取得较多成果,但也有值得深入研究的方向。第一,在研究对象上学者多以国家为角度,区域研究较少。第二,从研究内容中,侧重地是医疗卫生与经济增长之间是否有正向或负向作用,而关于二者是否协调发展、协调程度是否存在地域差异的研究还较为有限,并且对二者协调影响因素研究相对较少。医疗卫生服务与经济协调发展是一项复杂的系统工程,仅从定性或定量角度展示其动态变化过程,很难把握两者间的演变规律。因此,研究视角的创新是未来研究者们的努力方向。第三,从研究方法来看,评价方法多数是采用客观或主观赋权法,缺少主客观组合赋权法评价。医疗卫生服务与经济发展两者都是不断发展,需要运用动态耦合模型来进行分析,这是未来研究方法重点改进的方向。

第三节　资料来源与研究方法

一、资料来源

相关数据和资料来源于2012—2020年国家统计局网站、《中国统计年鉴》《中国卫生健康统计年鉴》《中国科技统计年鉴》《中国高技术产业统计年鉴》以及各省(自治区、直辖市)统计年鉴和国民经济与社会发展统计公报。

参照国家统计局2019年11月起公布的第四次全国经济普查系列报告对东、中、西部的划分,将我国31个省(自治区、直辖市)分为东、中、西部区域。研究省(自治区、直辖市)暂不含我国香港特别行政区、澳门特别行政区和台湾省。

二、研究方法

(一)文献研究法

医疗服务与经济关系相关研究属于交叉学科,它横跨多经济学、管理学、系统学、公共卫生、公共管理、社会工作等多个学科领域。本书通过查阅国内外数据库(PubMed、Web of Science、中国知网、万方、维普等),搜集国内外医疗服务能力与经济协调发展相关文献,了解政府最新政策,为本书提供背景资料。在此基础上,结合协调发展理论、系统论等科学理论,把握文章主要研究内容和研究视角,为本书提供科学导向。

以"healthcare system""health""human capital""medical service capacity""fiscal"And "econom*""finance*""regional economic"And"relat*""coupling coordination" "evaluation index""influencing factor"等为检索词,通过高级检索的方法在 Web of science、 PubMed 等数据库中共检索出 3181 条文献记录,语种为英语,去掉不相关的文献后,最终 筛选出 3181 条文献记录。在检索到的 3181 篇外文文献中,期刊文献 2502 篇,综述 29 篇,会议摘要 387 篇,其他 263 篇。

在国内医疗卫生与经济相关研究文献中,本书以中国知网、万方、维普等中文数据库 作为数据来源进行了文献检索。同外文文献检索的方式类似,本章节也采用标题词检索 和逻辑组合检索等策略进行了系统的检索。检索时间范围为 2002—2022 年,以"医疗服 务能力与经济发展""医疗与社会经济""卫生与经济""耦合""协调""协同""评价指标" "评价""指标体系"等为检索词,在数据库中对检索结果进行精炼,去掉不相关和重复的 文献后,本书最终得到相关文献 784 篇。

(二)德尔菲法

本书利用德尔菲法(Delphi)法构建医疗卫生服务与经济的耦合协调评价指标体系。 Delphi 法是一种简便、可操作性强的科研方法,目前已被广泛应用于医疗卫生等各个领 域。遵循权威性、代表性和可行性原则,选取 11 名卫生事业管理专家进行咨询。专家入 选标准:①副高级及以上职称;②从事卫生事业管理、社会医学、公共卫生工作 10 年以 上;③在社会医学或卫生事业管理领域具有一定的影响力;④知情同意并积极配合。共 进行两轮专家咨询。

(三)熵值法

考虑到本书耦合协调模型的应用以及数据的特点,本书采用熵值法来确定指标的权 重,以保证运算结果的科学性。

(四)综合评价指数

基于构建的指标体系及权重,运用综合评价指数测算我国省域医疗服务能力与经济 综合发展水平。

综合发展指数利用线性加权法计算得出,具体计算公式如下:

$$u_1 = \sum_{j=1}^{n} W_j \times X'_j$$

$$u_2 = \sum_{k=1}^{n} Z_k \times Y'_k$$

其中,u_1 为医疗服务能力综合评价指数,u_2 为经济综合评价指数;W_j、Z_k 分别为各 评价指标在各自系统中的权重;X'_j、Y'_k 各项指标标准化后的值。u_1、u_2 越大表示系统综 合发展水平越高。

医疗服务能力与经济关系判定:根据 u_1 和 u_2 的大小关系,可以将两系统综合发展关系划分为医疗服务能力滞后型（$u_1 < u_2$），医疗服务能力与区域经济发展同步型（$u_1 \approx u_2$）和区域经济发展滞后型（$u_1 > u_2$）。

（五）耦合协调度模型

耦合协调度模型是一种用于描述系统中多个子系统之间相互作用和协调程度的数学模型。它可以应用于各种不同的领域，如生态系统、经济系统等。在生态系统中，该模型可以用于研究不同物种之间的相互作用和生态平衡；在经济系统中，该模型可以用于研究不同行业之间的相互影响和市场稳定性等。本书利用耦合协调度模型实证分析 2012—2020 年我国 31 个省（自治区、直辖市）医疗服务能力与经济间的耦合协调状况。

1. 耦合度模型　耦合度是描述两个或两个以上的系统或要素间相互作用、彼此影响的程度。

$$C = 2\sqrt{\frac{u_1 \times u_2}{u_1 + u_2}}$$

其中，C 为两子系统的耦合度，取值范围为 $[0, 1]$。C 越大表示医疗服务能力与经济间相互关联程度越高，交互效应越强；C 值越小，则反之。

2. 耦合协调度模型　耦合协调度是全面反映两系统间的协调程度。本书利用耦合协调度模型实证分析我国省域医疗服务能力与经济耦合协调发展状况。其计算公式为：

$$D = \sqrt{C \times T}$$

$$T = \alpha u_1 + \beta u_2$$

D 为耦合协调度，C 为耦合度，T 为医疗服务能力与经济的综合评价指数，α 和 β 为待定系数。一般研究认为，经济发展可以影响投入医疗卫生资源的总量，因此 α 应当大于 β。但目前学界没有确定两个系统的相互作用程度，考虑经济、医疗卫生发展同等重要，因此，两者均设在 0.5 的情况下谨慎解释研究结果。

D 的取值介于 $0 \sim 1$，D 值越接近 1，说明两系统间的良性作用程度越高，耦合协调发展状况越良好。参照有关文献，对协调类型进行分类，具体见表 5-1。

表 5-1　耦合协调度等级划分标准

D 值范围	协调程度	协调等级	协调层次
$0 \leqslant D < 0.1$	极度失调	1	
$0.1 \leqslant D < 0.2$	严重失调	2	
$0.2 \leqslant D < 0.3$	中度失调	3	低层次协调（拮抗期）
$0.3 \leqslant D < 0.4$	轻度失调	4	

续表 5-1

D 值范围	协调程度	协调等级	协调层次
$0.4 \leqslant D < 0.5$	濒临失调	5	中层次协调（磨合期）
$0.5 \leqslant D < 0.6$	勉强协调	6	
$0.6 \leqslant D < 0.7$	初级协调	7	高层次协调（协调期）
$0.7 \leqslant D < 0.8$	中级协调	8	
$0.8 \leqslant D < 0.9$	良好协调	9	
$0.9 \leqslant D < 1.0$	优质协调	10	

（六）相关性分析

利用 Pearson 或 Spearman 相关性分析对 2012—2020 年我国 31 个省（自治区、直辖市）两系统间耦合协调度数据与选取的变量数据进行分析。

（七）Tobit 模型

利用 Tobit 模型进一步探究影响医疗卫生服务与经济耦合协调发展的主要因素。

Tobit 模型常用于受限数据的回归。本书中各省域医疗服务能力与经济的耦合协调度的值在 0～1 之间变化，属于受限因变量，满足 Tobit 模型的适用条件。公式如下：

$$Y_i = C + \beta_i X_i + \varepsilon_i$$

其中 Y_i 表示第 i 个省域医疗服务能力与经济的耦合协调度，X_i 表示影响耦合协调度的因素，β_i 为待回归变量的系数，C 为常数项，ε_i 为误差项。

对于面板数据，Tobit 模型分为混合 Tobit 回归和随机效应面板 Tobit 回归。具体的类型选择可通过 LR 检验来确定是否存在个体效应，如果存在个体效应，则采用随机效应面板 Tobit 回归，反之，选择混合 Tobit 回归。

本书 LR 检验统计量值为 66.71，其 P 值小于 0.05，表明存在个体效应，选择使用随机效应 Tobit 回归。

（八）数理统计法

本书主要利用 Excel 2017、SPSS 26.0、STATA 16.0 完成数据分析。$P < 0.05$ 为差异有统计学意义。

主要包括：

（1）用问卷回收率来表示专家积极性，回收率越高表示专家积极程度越高。

（2）采用权威系数（Cr）来表示专家权威性，Cr 为 Ca、Cs 之和的平均数，其中 Ca、Cs 分别代表专家对指标的判断依据和熟悉程度。当 $Cr \geqslant 0.7$，则认为专家权威程度较高。

（3）利用非参数 Kendall 协调系数（W）和变异系数（CV）表示专家意见的一致性。协

调系数 W 通过非参数检验计算获得,取值范围为 $0\sim1$,协调系数 W 越大表明协调程度越好,反之则说明协调程度越差。变异系数(CV)表示专家对指标认识和判断上的差异程度,CV 越小表明专家协调程度越高。

(4)计数资料采用频数、百分数(%)进行描述,计量资料采用均数±标准差($\bar{x}\pm s$)表示。根据资料参数特征,相关性检验采用 Pearson 或 Spearman 相关分析。

(5)为消除价格波动影响,以 2011 年为基期,使用国内生产总值(gross domestic product,GDP)指数对人均 GDP、社会销售品零售总额、全社会固定资产投资额等进行平减;使用居民消费价格指数对城镇居民人均可支配收入、农村居民人均可支配收入、城镇居民人均消费支出、农村居民人均消费支出进行平减。

部分缺失数据通过往年数据利用插值法计算得出。

第四节　结果

一、构建医疗服务能力与经济的耦合协调评价指标体系

(一)指标体系构建原则

1. 客观性与科学性　遵循客观性原则,所选指标要客观反映二者耦合关系的实际情况;遵循科学性原则,必须依据相关理论来构建指标体系框架,同时要保证数据来源的可靠性,确保建立的评价指标体系真实可信。

2. 全面性与系统性　指标的选取是以系统科学理论、协调发展理论、耦合协调理论等为基础,结合我国医疗卫生服务的特点、经济发展现状,以及其他学者构建经济、医疗服务能力子系统时的相关经验,选择具有全面性、系统性的指标。此外,医疗服务能力与经济发展是两个复杂的子系统,要统筹考虑系统中各要素之间的相互关系。因此,在选取各系统指标时,要从多角度、多层次选取指标,指标要求代表性,能够全面综合地反映各系统之间的内在关系。

3. 实用性与可操作　一方面,构建医疗服务能力与经济协调发展评价指标体系应建立在科学基础上,评价指标既要能够充分体现评价对象的主要内容和基本特征,还要反映出综合评价目标;另一方面要保证指标数据能够通过定量处理的方式进行数学计算和分析,并保证数据的可获得性、真实性,本研究中选取的指标为国家及地方相关部门公布的统计数据,均为社会公开数据。

（二）初步拟定评价指标

本书以我国医疗卫生服务的特点、经济发展现状及研究目标为基础，并严格遵循指标构建设计原则，从医疗卫生服务与经济间的关系特点等方面选择评价指标。以"医疗服务能力与经济发展""医疗与社会经济""卫生与经济""耦合""协调""协同""评价指标"等为检索词，全面了解医疗卫生服务与经济发展耦合协调评价现状。再进行专家头脑风暴对拟定的指标框架进行修改，最终初步拟订了评价指标体系。初步拟定的指标体系包括 8 个一级指标、36 个二级指标。

（三）实施专家咨询

本书咨询问卷内容包括：①致专家信，向专家介绍研究背景、填表要求等。②专家基本信息，年龄、文化程度、研究方向、工作年限等。③专家咨询评议表，包括指标条目、指标重要性、可行性评分及修改意见等。指标重要性、可行性采用 Likert 5 分制评分，重要性从"不重要"到"非常重要"，可行性从"不可行"到"非常可行"，依次计 1～5 分。④专家权威程度量化表，包括专家指标熟悉程度及判断依据，判断依据涵盖理论分析、工作经验、同行了解和直观感受 4 个方面。

共进行两轮专家咨询，通过电子邮件分发和返回问卷。请专家 2 周内返回问卷。第一轮问卷回收完毕后，根据专家意见对指标内容进行修改，形成第二轮专家咨询表。两轮咨询后，专家的意见基本趋于一致，停止咨询。两轮咨询指标入选标准为：重要性均值>4.00，变异系数（CV）<0.35。

（四）专家咨询结果

1. 专家积极系数　本书 2 轮咨询共发放 22 份问卷，均全部回收，有效回收率均为 100%，表明本研究专家积极性高。

2. 专家权威系数　本书一级指标专家权威系数在 0.775～0.936，因此认为专家权威程度较高，结果具有可信性。专家权威系数结果详见表 5-2。

表 5-2　专家权威系数程度表

一级指标	判断系数	熟悉程度	权威系数
卫生资源	0.929	0.929	0.929
卫生服务提供	0.881	0.905	0.893
健康水平	0.943	0.929	0.936
经济规模	0.800	0.750	0.775
经济结构	0.829	0.821	0.825

3. 专家意见的协调程度

（1）第一轮专家咨询的协调系数结果　一级指标的重要性协调系数为0.318，可行性协调系数为0.301；二级指标的重要性协调系数为0.397，可行性协调系数为0.305。

（2）第二轮专家咨询的协调系数结果　一级指标的重要性协调系数为0.604，可行性协调系数为0.651；二级指标的重要性协调系数为0.415，可行性协调系数为0.315。各指标协调系数的 P 值均小于0.05，差异有统计学意义（表5-3）。

表5-3　专家意见协调系数及一致性检验

咨询轮次	指标	重要性			可行性		
		W	χ^2	P	W	χ^2	P
第一轮	一级指标	0.318	15.580	0.029	0.301	14.725	0.040
	二级指标	0.397	97.260	<0.001	0.305	74.648	<0.001
第二轮	一级指标	0.604	29.001	<0.001	0.651	31.263	0.002
	二级指标	0.415	65.016	0.001	0.315	45.263	0.005

4. 专家咨询结果　根据指标筛选标准和专家建议，并结合课题组集体讨论后，对指标体系进行以下调整。

（1）删除了一级指标中的"经济效益"，二级指标中"地方政府卫生支出、门诊病人次均医药费"等16个二级指标。

（2）增加了"医师日均担负诊疗人次、医疗机构急诊病死率、医师日均担负住院床日、居民年均就诊次数、全社会固定资产投资额"等7个二级指标。

（3）将一级指标中"卫生费用、卫生服务量、卫生服务效率"合并成卫生服务提供。

（4）根据指标数据的可获得性及专家建议，决定将"每万人医疗机构数、每万人口卫生技术人员数、每万人口执业（助理）医师数、每万人口注册护士数"修改为"每千人医疗机构床位数、每千人口卫生技术人员数、每千人口执业（助理）医师数、每千人口注册护士数""第二、三产业增加值"修改为"第二、三产业占 GDP 比率""地区生产总值"修改为"人均地区生产总值""地方政府一般财政预算收入"修改为"地方财政收入""城镇人口"修改为"常住人口城镇化率"。

第二轮专家咨询中，专家意见趋于一致，没有提出进一步的修改意见。最终确定5个一级指标，27个二级指标。构建的指标体系见表5-4所示。

表5-4　医疗服务能力与经济的耦合协调评价指标体系(第二轮)

目标系统	一级指标	二级指标	均值	标准差	变异系数
医疗卫生服务	卫生资源	医疗卫生机构数(个)	5.000	0.000	0.00
		每千人医疗机构床位数(张)	4.636	0.505	0.11
		每千人口卫生技术人员数(人)	5.000	0.000	0.00
		每千人口执业(助理)医师数(人)	4.818	0.405	0.08
		每千人口注册护士数(人)	4.909	0.302	0.06
		卫生总费用(亿元)	4.727	0.467	0.10
	卫生服务提供	医疗机构病床使用率(%)	4.909	0.302	0.06
		医疗卫生机构总诊疗人次数(万人次)	4.909	0.302	0.06
		医师日均担负诊疗人次(人次)	4.818	0.405	0.08
		医师日均担负住院床日(天)	4.909	0.302	0.06
		医疗机构急诊病死率(%)	4.818	0.405	0.08
		医疗机构总入院人数(万人次)	4.818	0.405	0.08
		出院者平均住院日(天)	4.818	0.405	0.08
	健康水平	年孕产妇死亡率(1/10万)	4.727	0.467	0.10
		居民年均就诊次数(次/年)	4.909	0.302	0.06
		甲乙类法定传染病发病率(1/10万)	4.818	0.405	0.08
经济	经济规模	人均GDP(元)	5.000	0.000	0.00
		社会消费品零售总额(亿元)	4.818	0.405	0.08
		全社会固定资产投资额(亿元)	4.546	0.688	0.15
		地方财政收入(亿元)	4.636	0.505	0.11
		城镇居民人均消费支出(元)	4.909	0.302	0.06
		农村居民人均消费支出(元)	4.818	0.405	0.08
	经济结构	常住人口城镇化率(%)	4.546	0.522	0.11
		第二产业占GDP比率(%)	4.727	0.467	0.10
		第三产业占GDP比率(%)	4.727	0.467	0.10
		城镇居民人均可支配收入(元)	4.727	0.467	0.10
		农村居民人均可支配收入(元)	4.818	0.405	0.08

5.指标体系权重　指标权重利用熵值法计算得出。指标权重见表5-5。

表5-5　医疗服务能力与经济的耦合协调评价指标体系及权重(第二轮)

目标系统	一级指标	二级指标	指标性质	权重
医疗服务能力	卫生资源	医疗卫生机构数(个)	正向	0.052
		每千人医疗机构床位数(张)	正向	0.074
		每千人口卫生技术人员数(人)	正向	0.079
		每千人口执业(助理)医师数(人)	正向	0.087
		每千人口注册护士数(人)	正向	0.078
		卫生总费用(亿元)	正向	0.089
	卫生服务提供	医疗机构病床使用率(%)	正向	0.038
		各类医疗卫生机构总诊疗人次数(万人次)	正向	0.058
		医师日均担负诊疗人次数(人次)	正向	0.036
		医师日均担负住院床日(天)	正向	0.035
		医疗机构急诊病死率(%)	负向	0.034
		医疗机构总入院人数(万人次)	正向	0.069
		出院者平均住院日(天)	负向	0.076
	健康水平	年孕产妇死亡率(1/10万)	负向	0.061
		居民年均就诊次数(次/年)	负向	0.066
		甲乙类法定传染病发病率(1/10万)	负向	0.068
经济	经济规模	人均GDP(元)	正向	0.093
		社会消费品零售总额(亿元)	正向	0.086
		全社会固定资产投资额(亿元)	正向	0.067
		地方财政收入(亿元)	正向	0.067
		城镇居民人均消费支出(元)	正向	0.087
		农村居民人均消费支出(元)	正向	0.092
	经济结构	常住人口城镇化率(%)	正向	0.094
		第二产业占GDP比例(%)	正向	0.121
		第三产业占GDP比例(%)	正向	0.113
		城镇居民人均可支配收入(元)	正向	0.090
		农村居民人均可支配收入(元)	正向	0.090

注:两子系统各自指标权重相加为1。

二、省域医疗服务能力与经济的耦合协调分析

基于表 5-5 构建的指标体系及权重,运用综合评价指数、耦合协调度模型等测算我国省域医疗服务能力与经济综合发展水平及耦合协调发展水平。

(一)2012—2020 年我国医疗服务能力与经济综合评价指数及耦合协调度

医疗服务能力综合评价指数从 2012 年的 0.190 上升至 2020 年的 0.875,年均增长率为 21.03%,其中,2019—2020 年上升趋势较为明显,增长率高达 36.72%(表 5-6)。

经济综合评价指数从 2012 年的 0.121 上升至 2019 年的 0.831,年均增长率为 31.69%,而 2019—2020 年经济综合评价指数出现小幅度下降,下降率为 1.32%(表 5-6)。

2012—2020 年,医疗服务能力与经济耦合度值均保持在 0.975 以上,说明两系统间关联程度高,交互效应强(表 5-6)。

两系统的耦合协调程度随着时间的增长逐年增加,由 2012 年 0.389 增至 2020 年的 0.920,年均增长率为 11.36%,协调类型由 2012 年的轻度失调发展为 2020 年的优质协调,可以看出两系统处于不断优化发展状态(表 5-6)。

表 5-6　2012—2020 年医疗服务能力与经济综合评价指数与耦合协调度

年份	u_1	u_2	C	D	协调程度
2012	0.190	0.121	0.975	0.389	轻度失调
2013	0.317	0.227	0.986	0.518	勉强协调
2014	0.367	0.321	0.998	0.586	勉强协调
2015	0.428	0.407	1.000	0.646	初级协调
2016	0.498	0.506	1.000	0.709	中级协调
2017	0.524	0.600	0.998	0.749	中级协调
2018	0.576	0.720	0.994	0.802	良好协调
2019	0.640	0.831	0.992	0.854	良好协调
2020	0.875	0.820	0.999	0.920	优质协调

(二)各省(自治区、直辖市)医疗服务能力与经济综合评价指数

1. 医疗服务能力综合评价指数　31 个省(自治区、直辖市)中,贵州、云南、甘肃 3 个省医疗服务能力综合评价指数出现上升,年均增长率分别为 2.31%、0.33%、8.11%;其他 28 个省(自治区、直辖市)医疗服务能力综合评价指数均呈现不同幅度下降;2012—2020 年,东、中、西部医疗服务能力综合评价指数呈下降趋势,年均下降率分别为 3.09%、2.51%、1.51%(表 5-7)。

表5-7　2012—2020年各省(自治区、直辖市)医疗服务能力综合评价指数

区域	省(自治区、直辖市)	2012年	2013年	2014年	2015年	2016年	2017年	2018年	2019年	2020年	年均增长率(%)
东部	北京	0.57	0.59	0.23	0.53	0.52	0.46	0.54	0.57	0.39	-4.63
	天津	0.35	0.34	0.14	0.29	0.29	0.26	0.29	0.29	0.24	-4.61
	河北	0.40	0.38	0.24	0.42	0.44	0.50	0.40	0.40	0.34	-2.01
	辽宁	0.36	0.36	0.20	0.38	0.39	0.39	0.33	0.31	0.25	-4.46
	上海	0.47	0.52	0.21	0.47	0.50	0.45	0.48	0.47	0.33	-4.32
	江苏	0.46	0.44	0.26	0.51	0.51	0.53	0.48	0.50	0.44	-0.55
	浙江	0.53	0.45	0.26	0.51	0.51	0.54	0.51	0.52	0.45	-2.02
	福建	0.42	0.35	0.20	0.35	0.35	0.37	0.34	0.34	0.32	-3.34
	山东	0.46	0.48	0.30	0.53	0.54	0.61	0.51	0.51	0.42	-1.13
	广东	0.61	0.49	0.28	0.52	0.53	0.57	0.51	0.53	0.45	-3.73
	海南	0.29	0.21	0.11	0.23	0.24	0.25	0.25	0.25	0.24	-2.34
	均数	0.45	0.42	0.22	0.43	0.44	0.45	0.42	0.43	0.35	-3.09
中部	山西	0.30	0.27	0.16	0.27	0.27	0.29	0.24	0.25	0.23	-3.27
	吉林	0.35	0.29	0.16	0.30	0.31	0.32	0.29	0.29	0.25	-4.12
	黑龙江	0.32	0.29	0.16	0.29	0.29	0.30	0.25	0.24	0.19	-6.31
	安徽	0.36	0.28	0.18	0.32	0.32	0.37	0.31	0.33	0.32	-1.46
	江西	0.38	0.29	0.19	0.32	0.33	0.36	0.31	0.32	0.32	-2.13
	河南	0.46	0.41	0.28	0.49	0.49	0.54	0.47	0.48	0.43	-0.84
	湖北	0.45	0.38	0.25	0.46	0.47	0.49	0.42	0.41	0.31	-4.55
	湖南	0.43	0.40	0.25	0.45	0.46	0.49	0.42	0.43	0.41	-0.59
	均数	0.38	0.33	0.20	0.36	0.37	0.40	0.34	0.35	0.31	-2.51
西部	广西	0.40	0.32	0.21	0.37	0.38	0.41	0.35	0.35	0.34	-2.01
	重庆	0.32	0.30	0.19	0.38	0.39	0.40	0.36	0.36	0.31	-0.40
	四川	0.51	0.47	0.30	0.54	0.56	0.58	0.50	0.52	0.45	-1.55
	贵州	0.30	0.28	0.19	0.34	0.35	0.42	0.37	0.38	0.36	2.31
	云南	0.37	0.31	0.19	0.34	0.37	0.42	0.37	0.38	0.38	0.33
	西藏	0.23	0.13	0.07	0.17	0.17	0.19	0.19	0.17	0.14	-6.02
	陕西	0.39	0.36	0.22	0.41	0.42	0.44	0.41	0.41	0.35	-1.34
	甘肃	0.30	0.25	0.68	0.28	0.30	0.34	0.31	0.32	0.56	8.11
	青海	0.26	0.23	0.14	0.26	0.25	0.29	0.25	0.24	0.20	-3.23
	宁夏	0.35	0.25	0.15	0.26	0.29	0.32	0.29	0.28	0.23	-5.11
	新疆	0.41	0.36	0.21	0.40	0.40	0.40	0.32	0.31	0.22	-7.49
	内蒙古	0.34	0.29	0.16	0.30	0.29	0.30	0.29	0.24	0.23	-4.77
	均数	0.35	0.30	0.23	0.34	0.35	0.38	0.33	0.33	0.31	-1.51

2.经济综合评价指数　31个省(自治区、直辖市)中,江苏、浙江、福建、广东、安徽、江西、河南、湖南、四川、贵州、云南11个省和西藏自治区及重庆市经济综合评价指数出现上升,其他18个省(自治区、直辖市)经济综合评价指数均呈现不同幅度下降;2012—

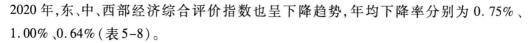

2020 年,东、中、西部经济综合评价指数也呈下降趋势,年均下降率分别为 0.75%、1.00%、0.64%(表 5-8)。

3.医疗服务能力与经济关系判定　东部区域多数省(直辖市)均为医疗服务能力滞后型(除 2016 年为经济发展滞后型);中、西部区域大多数省(自治区、直辖市)皆为经济发展滞后型(除 2014 年为医疗服务能力滞后型),见表 5-9。

表 5-8　2012—2020 年各省(自治区、直辖市)经济综合评价指数表

区域	省(自治区、直辖市)	2012 年	2013 年	2014 年	2015 年	2016 年	2017 年	2018 年	2019 年	2020 年	年均增长率(%)
东部	北京	0.73	0.73	0.71	0.78	0.35	0.75	0.70	0.71	0.67	−1.07
	天津	0.48	0.50	0.49	0.44	0.20	0.46	0.38	0.40	0.37	−3.20
	河北	0.29	0.29	0.29	0.25	0.09	0.28	0.26	0.29	0.28	−0.44
	辽宁	0.39	0.40	0.37	0.33	0.31	0.26	0.26	0.21	0.23	−6.39
	上海	0.76	0.74	0.73	0.80	0.37	0.75	0.74	0.76	0.73	−0.50
	江苏	0.66	0.66	0.66	0.63	0.27	0.61	0.66	0.60	0.67	0.19
	浙江	0.62	0.63	0.62	0.65	0.28	0.60	0.65	0.61	0.66	0.78
	福建	0.40	0.42	0.41	0.41	0.17	0.38	0.43	0.42	0.44	1.20
	山东	0.47	0.47	0.49	0.42	0.17	0.43	0.45	0.45	0.46	−0.27
	广东	0.61	0.60	0.60	0.57	0.26	0.58	0.62	0.61	0.66	0.99
	海南	0.19	0.19	0.18	0.24	0.07	0.20	0.15	0.19	0.15	−2.91
	均数	0.51	0.51	0.50	0.50	0.23	0.48	0.48	0.48	0.48	−0.75
中部	山西	0.21	0.20	0.19	0.15	0.05	0.11	0.14	0.12	0.13	−5.82
	吉林	0.25	0.26	0.23	0.18	0.07	0.17	0.16	0.14	0.15	−6.19
	黑龙江	0.24	0.24	0.23	0.16	0.09	0.16	0.17	0.17	0.13	−7.38
	安徽	0.27	0.26	0.26	0.24	0.10	0.25	0.30	0.28	0.32	2.15
	江西	0.21	0.21	0.21	0.18	0.07	0.18	0.23	0.21	0.25	2.20
	河南	0.29	0.30	0.30	0.26	0.09	0.26	0.32	0.29	0.32	1.24
	湖北	0.32	0.33	0.33	0.31	0.51	0.31	0.36	0.35	0.30	−0.80
	湖南	0.30	0.31	0.31	0.28	0.12	0.29	0.32	0.30	0.35	1.95
	均数	0.26	0.26	0.26	0.22	0.13	0.22	0.25	0.23	0.24	−1.00

续表 5-8

区域	省(自治区、直辖市)	2012 年	2013 年	2014 年	2015 年	2016 年	2017 年	2018 年	2019 年	2020 年	年均增长率(%)
西部	广西	0.21	0.20	0.18	0.17	0.06	0.19	0.17	0.17	0.18	−1.91
	重庆	0.28	0.29	0.28	0.25	0.10	0.25	0.25	0.25	0.30	0.87
	四川	0.29	0.30	0.30	0.26	0.10	0.27	0.30	0.30	0.35	2.38
	贵州	0.13	0.13	0.13	0.12	0.05	0.13	0.15	0.13	0.15	1.80
	云南	0.17	0.18	0.17	0.15	0.06	0.15	0.18	0.17	0.21	2.68
	西藏	0.08	0.07	0.08	0.07	0.03	0.09	0.10	0.10	0.11	4.06
	陕西	0.25	0.26	0.25	0.22	0.08	0.20	0.24	0.22	0.23	−1.04
	甘肃	0.12	0.13	0.12	0.09	0.08	0.16	0.09	0.11	0.10	−2.25
	青海	0.16	0.16	0.15	0.12	0.05	0.12	0.12	0.11	0.12	−3.53
	宁夏	0.16	0.16	0.16	0.13	0.05	0.11	0.13	0.12	0.12	−3.53
	新疆	0.19	0.20	0.20	0.17	0.07	0.18	0.16	0.17	0.15	−2.91
	内蒙古	0.33	0.34	0.32	0.28	0.11	0.18	0.24	0.17	0.23	−4.41
	均数	0.20	0.20	0.20	0.17	0.07	0.17	0.18	0.17	0.19	−0.64

表 5-9　2012—2020 年各省(自治区、直辖市)医疗服务能力与经济综合发展水平评价

区域	省(自治区、直辖市)	2012 年 u_1-u_2	2013 年 u_1-u_2	2014 年 u_1-u_2	2015 年 u_1-u_2	2016 年 u_1-u_2	2017 年 u_1-u_2	2018 年 u_1-u_2	2019 年 u_1-u_2	2020 年 u_1-u_2
东部	北京	−0.16[a]	−0.14[a]	−0.48[a]	−0.25[a]	0.17	−0.29[a]	−0.16[a]	−0.14[a]	−0.28[a]
	天津	−0.13[a]	−0.16[a]	−0.35[a]	−0.15[a]	0.09	−0.20[a]	−0.09[a]	−0.11[a]	−0.13[a]
	河北	0.11	0.09	−0.05[a]	0.17	0.35	0.22	0.14	0.11	0.06
	辽宁	−0.03[a]	−0.04[a]	−0.17[a]	0.05	0.08	0.13	0.07	0.10	0.02
	上海	−0.29[a]	−0.22[a]	−0.52[a]	−0.33[a]	0.13	−0.30[a]	−0.26[a]	−0.29[a]	−0.40[a]
	江苏	−0.20[a]	−0.22[a]	−0.40[a]	−0.12[a]	0.24	−0.08[a]	−0.18[a]	−0.10[a]	−0.23[a]
	浙江	−0.09[a]	−0.18[a]	−0.36[a]	−0.14[a]	0.23	−0.06[a]	−0.14[a]	−0.09[a]	−0.21[a]
	福建	0.02	−0.07[a]	−0.21[a]	−0.06[a]	0.18	−0.01[a]	−0.09[a]	−0.08[a]	−0.12[a]
	山东	−0.01[a]	0.01	−0.19[a]	0.11	0.37	0.18	0.06	0.06	−0.04[a]
	广东	0.00	−0.11[a]	−0.32[a]	−0.05[a]	0.27	−0.01[a]	−0.11[a]	−0.08[a]	−0.21[a]
	海南	0.10	0.02	−0.07[a]	−0.01[a]	0.17	0.05	0.10	0.06	0.09
	均数	−0.06[a]	−0.09[a]	−0.28[a]	−0.07[a]	0.21	−0.03[a]	−0.06[a]	−0.05[a]	−0.13[a]

续表 5-9

区域	省(自治区、直辖市)	2012 年	2013 年	2014 年	2015 年	2016 年	2017 年	2018 年	2019 年	2020 年
		u_1-u_2	u_1-u_2	u_1-u_2	u_1-u_2	u_1-u_2	u_1-u_2	u_1-u_2	u_1-u_2	u_1-u_2
中部	山西	0.09	0.07	-0.03ª	0.12	0.22	0.18	0.10	0.13	0.10
	吉林	0.10	0.03	-0.07ª	0.12	0.24	0.15	0.13	0.15	0.10
	黑龙江	0.08	0.05	-0.07ª	0.13	0.23	0.12	0.11	0.07	0.06
	安徽	0.09	0.02	-0.08ª	0.08	0.22	0.12	0.01	0.05	0.00
	江西	0.17	0.08	-0.02ª	0.14	0.26	0.18	0.08	0.11	0.07
	河南	0.17	0.11	-0.02ª	0.23	0.40	0.28	0.15	0.19	0.11
	湖北	0.13	0.05	-0.08ª	0.15	-0.04ª	0.18	0.06	0.06	0.01
	湖南	0.13	0.09	-0.06ª	0.17	0.34	0.20	0.10	0.13	0.06
	均数	0.12	0.07	-0.06ª	0.14	0.24	0.18	0.09	0.12	0.07
西部	广西	0.19	0.12	0.03	0.20	0.32	0.22	0.18	0.18	0.16
	重庆	0.04	0.01	-0.09ª	0.13	0.29	0.15	0.11	0.11	0.01
	四川	0.22	0.17	0.00	0.28	0.46	0.31	0.20	0.22	0.10
	贵州	0.17	0.15	0.06	0.22	0.30	0.29	0.22	0.25	0.21
	云南	0.20	0.13	0.02	0.19	0.31	0.27	0.19	0.21	0.17
	西藏	0.15	0.06	-0.01ª	0.10	0.14	0.10	0.09	0.07	0.03
	陕西	0.14	0.10	-0.03ª	0.19	0.34	0.24	0.17	0.19	0.12
	甘肃	0.18	0.12	0.56	0.19	0.22	0.18	0.22	0.21	0.46
	青海	0.10	0.07	-0.01ª	0.14	0.20	0.17	0.13	0.13	0.08
	宁夏	0.19	0.09	-0.01ª	0.13	0.24	0.21	0.16	0.16	0.11

注:a 表示医疗服务能力滞后型。

(三)各省(自治区、直辖市)医疗服务能力与经济耦合协调度

1. 区域耦合协调度　东、中、西区域耦合协调度均数分别为 0.64、0.52、0.47,协调程度分别为初级协调、勉强协调、濒临失调,总体呈"东、中、西"依次递减的空间格局;从时间演变趋势来看,东、中、西部区域耦合协调度均值均出现下降趋势,下降率分别为 0.95%、1.00%、0.61%;其中,中部下降趋势最为明显(表 5-10)。

2. 各省(自治区、直辖市)耦合协调度　从各省份年均增长率来看,31 个省(自治区、直辖市)中,8 个省份耦合协调度为上升趋势,23 个省(自治区、直辖市)为下降趋势(表 5-10)。

耦合协调度年均值在 0.70 以上有北京、上海、江苏、浙江、广东 5 个省(直辖市),均

分布在东部,协调类型为中级协调;耦合协调度年均值在 0.50~0.70,有 13 个省(自治区、直辖市),分布在不同区域,协调类型主要为初级协调、勉强协调。耦合协调度年均值在 0.50 以下有 13 个省(自治区),主要分布在西部,协调类型为濒临失调、轻度失调(表 5-10)。

表 5-10　2012—2020 年各省(自治区、直辖市)医疗服务能力和经济耦合协调度

区域	省(自治区、直辖市)	2012年	2013年	2014年	2015年	2016年	2017年	2018年	2019年	2020年	年均值	年均增长率(%)
东部	北京	0.802	0.813	0.633	0.800	0.655	0.768	0.782	0.796	0.714	0.75	-1.44
	天津	0.640	0.643	0.508	0.598	0.491	0.59	0.575	0.582	0.545	0.57	-1.99
	河北	0.585	0.576	0.515	0.569	0.450	0.612	0.566	0.583	0.558	0.56	-0.59
	辽宁	0.612	0.618	0.523	0.595	0.589	0.564	0.539	0.507	0.488	0.56	-2.79
	上海	0.770	0.786	0.626	0.781	0.657	0.764	0.771	0.774	0.700	0.74	-1.18
	江苏	0.743	0.734	0.644	0.751	0.609	0.754	0.752	0.741	0.738	0.72	-0.08
	浙江	0.755	0.729	0.634	0.758	0.617	0.754	0.758	0.750	0.738	0.72	-0.28
	福建	0.635	0.615	0.538	0.616	0.495	0.614	0.618	0.613	0.614	0.60	-0.42
	山东	0.681	0.689	0.618	0.689	0.549	0.715	0.692	0.691	0.664	0.67	-0.32
	广东	0.781	0.737	0.641	0.738	0.606	0.756	0.751	0.753	0.738	0.72	-0.71
	海南	0.481	0.443	0.375	0.484	0.361	0.472	0.438	0.466	0.431	0.44	-1.36
	均数	0.680	0.671	0.569	0.671	0.553	0.669	0.658	0.660	0.630	0.64	-0.95
中部	山西	0.498	0.482	0.416	0.448	0.339	0.427	0.429	0.417	0.415	0.43	-2.25
	吉林	0.542	0.523	0.443	0.481	0.376	0.484	0.462	0.447	0.440	0.47	-2.57
	黑龙江	0.524	0.515	0.433	0.466	0.364	0.481	0.430	0.451	0.395	0.45	-3.47
	河南	0.608	0.595	0.536	0.596	0.462	0.616	0.622	0.613	0.610	0.58	0.04
	安徽	0.557	0.522	0.466	0.525	0.425	0.552	0.552	0.551	0.565	0.52	0.18
	江西	0.529	0.498	0.443	0.493	0.393	0.508	0.519	0.509	0.534	0.49	0.12
	湖南	0.602	0.592	0.527	0.599	0.481	0.618	0.604	0.602	0.615	0.58	0.27
	湖北	0.614	0.594	0.538	0.611	0.702	0.624	0.624	0.619	0.556	0.61	-1.23
	均数	0.559	0.540	0.475	0.528	0.443	0.539	0.530	0.526	0.516	0.52	-1.00

续表 5-10

区域	省(自治区、直辖市)	2012年	2013年	2014年	2015年	2016年	2017年	2018年	2019年	2020年	年均值	年均增长率(%)
西部	重庆	0.551	0.543	0.482	0.557	0.449	0.562	0.548	0.548	0.549	0.530	-0.05
	云南	0.500	0.482	0.423	0.476	0.380	0.504	0.509	0.506	0.530	0.48	0.73
	新疆	0.529	0.519	0.451	0.508	0.406	0.52	0.475	0.478	0.423	0.48	-2.76
	西藏	0.367	0.312	0.271	0.337	0.269	0.362	0.369	0.361	0.354	0.33	-0.45
	四川	0.620	0.614	0.549	0.612	0.490	0.628	0.625	0.631	0.628	0.60	0.16
	陕西	0.558	0.553	0.483	0.545	0.424	0.543	0.559	0.547	0.532	0.53	-0.59
	青海	0.447	0.441	0.382	0.420	0.331	0.428	0.416	0.399	0.395	0.41	-1.53
	宁夏	0.484	0.453	0.395	0.427	0.355	0.435	0.445	0.430	0.409	0.43	-2.08
	内蒙古	0.578	0.559	0.476	0.539	0.427	0.552	0.514	0.496	0.478	0.51	-2.35
	贵州	0.443	0.438	0.396	0.448	0.356	0.486	0.482	0.473	0.480	0.44	1.01
	广西	0.536	0.502	0.443	0.499	0.392	0.529	0.495	0.495	0.497	0.49	-0.94
	甘肃	0.439	0.428	0.538	0.397	0.401	0.485	0.406	0.429	0.487	0.45	1.31
	均数	0.504	0.487	0.441	0.480	0.390	0.503	0.487	0.483	0.480	0.47	-0.61

三、我国省域医疗服务能力与经济耦合协调影响因素分析

(一)影响因素变量选取

医疗服务能力与经济的耦合协调水平是由地区经济发展、医疗卫生政策等多种因素共同作用的结果。参考相关研究文献,并遵循变量选择原则,本书利用国家统计局网站、《中国卫生统计年鉴》等从健康服务投入、医疗服务利用、居民健康管理水平、政府健康管理程度等8个方面共选取13个变量(表5-11)。

在国家统计局网站、年鉴等统计数据平台查询31个省(自治区、直辖市)2012—2020年9年内13个影响因素变量,共31×9×13＝3627个数据。

因变量数据利用前期研究结果,2012—2020年我国31个省(自治区、直辖市)医疗服务能力与经济耦合协调度共279个数据。影响因素变量数据来源于2012—2020年的国家统计局网站、《中国高技术产业统计年鉴》等。

为降低异方差对估计结果的影响,对地方财政医疗卫生支出、城镇就业人员平均工资、R&D经费内部支出等变量进行对数化处理。

表 5-11　相关变量选取

变量类型	变量名称	变量说明	符号
因变量	耦合协调度	前期课题组已计算出的 279 个耦合协调度数据	(D)
自变量	健康服务投入	城镇居民医疗保健支出占消费支出比重(%)	(X1)
		农村居民医疗保健支出占消费支出比重(%)	(X2)
	医疗服务利用	基层医疗机构诊疗人次占总诊疗人次的比重(%)	(X3)
		居民年住院率(%)	(X4)
	居民健康管理水平	健康检查人数(人)	(X5)
	政府健康管理程度	地方财政医疗卫生支出(亿元)	(X6)
	医药制造业创新投入	R&D 经费内部支出(万元)	(X7)
		R&D 人员折合全时当量(人年)	(X8)
	医药制造业创新产出	有效发明专利数(件)	(X9)
	地区经济发展水平	城镇就业人员平均工资(元)	(X10)
	人口发展	人口出生率(‰)	(X11)
		人口死亡率(‰)	(X12)
		65 岁以上人口比重(%)	(X13)

(二)相关分析

经 Pearson 或 Spearman 相关性分析结果显示:城镇居民医疗保健支出占消费支出比重(X1)、基层医疗机构诊疗人次占总诊疗人次的比重(X3)等 10 个变量与医疗服务能力与经济的耦合协调度相关性显著($P<0.05$)。

其中,居民年住院率(X4)、健康检查人数(X5)、地方财政医疗卫生支出(X6)、R&D 经费内部支出(X7)、R&D 人员折合全时当量(X8)、有效发明专利数(X9)、城镇就业人员平均工资(X10)与两系统的耦合协调度存在正相关关系。城镇居民医疗保健支出占消费支出比重(X1)、基层医疗机构诊疗人次占总诊疗人次的比重(X3)、人口出生率(X11)则与两系统的耦合协调度存在负相关关系。农村居民医疗保健支出占消费支出比重(X2)、人口死亡率(X12)、65 岁以上人口比重(X13)与两系统的耦合协调度相关性不显著($P>0.05$)。

从相关性分析来看,所选取的变量与两系统间的耦合协调度存在一定的因果关系,适合进行影响因素回归。详见表 5-12。

表 5-12　不同变量与耦合协调度的相关性

变量	r/r_s	P
城镇居民医疗保健支出占消费支出比重(X1)[①]	−0.206	0.001
农村居民医疗保健支出占消费支出比重(X2)[①]	−0.051	0.400
基层医疗机构诊疗人次占总诊疗人次的比重(X3)[①]	−0.204	0.001
居民年住院率(X4)[①]	0.218	0.040
健康检查人数(X5)[②]	0.605	0.000
地方财政医疗卫生支出(X6)[②]	0.544	0.000
R&D 经费内部支出(X7)[②]	0.780	0.000
R&D 人员折合全时当量(X8)[②]	0.730	0.000
有效发明专利数(X9)[②]	0.677	0.000
城镇就业人员平均工资(X10)[②]	0.191	0.001
人口出生率(X11)[②]	−0.332	0.000
人口死亡率(X12)[②]	0.043	0.470
65 岁以上人口比重(X13)[①]	0.117	0.053

注:①采用 Pearson 相关分析;②采用 Spearman 相关分析。

(三)多重共线性检验

采用方差膨胀因子 VIF 检验各个变量间的多重共线性。由表 5-13 可知,各个变量的 VIF 值都小于 10,说明变量之间不存在多重共线性。

表 5-13　变量共线性检验

自变量	VIF	1/VIF
城镇居民医疗保健支出占消费支出比重(X1)	2.05	0.488
基层医疗机构诊疗人次占总诊疗人次的比重(X3)	2.73	0.367
居民年住院率(X4)	2.09	0.478
健康检查人数(X5)	3.95	0.253
地方财政医疗卫生支出(X6)	4.81	0.208
R&D 经费内部支出(X7)	3.68	0.272
R&D 人员折合全时当量(X8)	1.80	0.554
有效发明专利数(X9)	3.28	0.304
城镇就业人员平均工资(X10)	2.91	0.344
人口出生率(X11)	2.78	0.360

(四)Tobit 回归结果

以前期研究的 279 个耦合协调度数据(D)为因变量,将相关性分析结果中具有统计学意义的 10 个变量数据纳入随机效应 Tobit 回归中,结果显示:居民年住院率(X4)、有效发明专利数(X9)、人口出生率(X11)对两系统的耦合协调度具有统计学意义(P<0.05)。其中,居民年住院率(X4)、有效发明专利数(X9)对医疗服务能力与经济的耦合协调发展水平具有促进作用;人口出生率(X11)对医疗服务能力与经济的耦合协调发展水平具有抑制作用。详见表 5-14。

表 5-14 随机效应 Tobit 回归结果

变量	Coef	S. E	T	P	95% CI
城镇居民医疗保健支出占消费支出比重(X1)	−0.398	4.167	−0.10	0.924	−8.57 ~ 7.77
基层医疗机构诊疗人次占总诊疗人次的比重(X3)	1.051	1.296	0.81	0.418	−1.49 ~ 3.59
居民年住院率(X4)	6.403	2.619	2.45	0.014	1.27 ~ 11.53
健康检查人数(X5)	1.388	7.878	0.18	0.860	−14.05 ~ 16.83
地方财政医疗卫生支出(X6)	−2.764	2.342	−1.18	0.238	−7.35 ~ 1.83
R&D 经费内部支出(X7)	5.743	6.003	0.96	0.339	−6.02 ~ 17.51
R&D 人员折合全时当量(X8)	5.667	20.996	0.27	0.787	−35.49 ~ 46.82
有效发明专利数(X9)	1.609	0.693	2.32	0.020	0.25 ~ 2.97
城镇就业人员平均工资(X10)	−2.623	3.652	−0.72	0.473	−9.78 ~ 4.53
人口出生率(X11)	−5.965	2.825	−2.11	0.035	−11.50 ~ −0.43
Constant	0.822	0.376	2.19	0.029	0.09 ~ 1.56
Log likehood	398.375				
Wald 检验	18.50(0.035)				
LR 检验	66.71(<0.001)				

(五)稳健性检验

采用替换变量法来检验原始回归结果的稳健性。地方财政医疗卫生支出对区域医疗卫生事业发展具有重要作用,但 Tobit 回归结果显示:地方财政医疗卫生支出回归结果不显著。为验证结果的稳健性,本研究选取政府卫生健康支出替换地方财政医疗卫生支出,其他变量保持不变,回归结果显示:地方财政医疗卫生支出(X6)P 值仍不显著;居民年住院率(X4)、有效发明专利数(X9)、人口出生率(X11)均通过了显著性检验

（$P<0.05$），与原始回归结果相比，只是回归系数大小发生变动。整体来看，经过变量替换后的稳健性检验结果仍支持原始回归的结果，说明本研究结论具有一定的稳健性。见表5–15。

表5–15　稳健性检验结果

变量	Coef	S.E	T	P	95% CI
城镇居民医疗保健支出占消费支出比重（X1）	−0.445	4.178	−0.11	0.915	−8.63 ~ 7.74
基层医疗机构诊疗人次占总诊疗人次的比重（X3）	1.004	1.297	0.77	0.439	−1.54 ~ 3.55
居民年住院率（X4）	6.310	2.622	2.41	0.016	1.17 ~ 11.45
健康检查人数（X5）	1.365	7.880	0.17	0.862	−14.08 ~ 16.81
地方财政医疗卫生支出（X6）	−2.523	2.313	−1.09	0.276	−7.06 ~ 2.01
R&D经费内部支出（X7）	5.811	6.008	0.97	0.333	−5.96 ~ 17.59
R&D人员折合全时当量（X8）	6.027	20.996	0.29	0.774	−35.12 ~ 47.18
有效发明专利数（X9）	1.612	0.692	2.33	0.020	0.26 ~ 2.97
城镇就业人员平均工资（X10）	−2.881	3.617	−0.80	0.426	−9.97 ~ 4.21
人口出生率（X11）	−5.927	2.826	−2.10	0.036	−11.47 ~ −0.39
Constant	0.839	0.374	2.24	0.025	0.11 ~ 1.57

四、小结

本章利用头脑风暴法和德尔菲法专家咨询等构建医疗服务能力与经济的耦合协调评价指标体系，最终确定5个一级指标，27个二级指标，采用熵值法计算权重。之后利用构建的指标体系及权重，运用综合评价指数、耦合协调度模型等测算我国省域医疗服务能力与经济综合发展水平及耦合协调发展水平，结果显示2012—2020年我国医疗服务能力与经济综合评价指数年均增长率分别为21.03%、31.69%；两系统间耦合协调度由2012年0.389增至2020年的0.920，年均增长率为11.36%，协调类型由2012年的轻度失调发展为2020年的优质协调。之后通过查阅相关文献等研究方法，从健康服务投入、医疗服务利用等8个方面共选取13个影响因素变量。利用相关性分析、Tobit模型探究影响医疗卫生服务能力与经济耦合协调发展的主要因素，结果显示居民年住院率、有效发明专利数、人口出生率是影响医疗服务能力与经济协调发展的重要因素。

下文将针对本章研究发现进行总结探讨，继而为促进医疗服务能力与经济的协调发展提出建议。

第五节　讨论与建议

一、讨论

(一)评价指标体系讨论

1.构建医疗服务能力与经济的耦合协调评价指标体系的科学性与合理性　基于相关文献研究,并严格遵循指标构建设计原则,初步制定医疗服务能力与经济的耦合协调评价指标体系框架。随后邀请医药卫生领域资深专家经过二轮专家咨询对指标进行打分、筛选和修订,二轮问卷回收率都高达100%,表示专家对本研究积极支持。一级指标专家权威系数在0.80以上,表示专家权威程度较高,结果具有可信性。专家意见协调系数逐轮升高,说明随着咨询的进行,专家间对各个指标的意见趋向一致,专家意见协调性较好,研究结果可取。另外,最终纳入指标体系的重要性平均值均在4.00分以上,变异系数均在0.35以下,研究结果稳定性较高。

鲜少文献利用德尔菲法构建医疗服务能力与经济的耦合协调评价指标体系,因此,构建一套科学的评价指标体系十分必要。综上所述,本书构建的医疗服务能力与经济的耦合协调评价指标体系具有较好的科学性和合理性。

2.科学评价指标体系助推医疗卫生服务与经济协调发展　医疗卫生服务在保障人民健康、提高生命质量、延长寿命等方面发挥着重要作用。秉持中国共产党第十八届中央委员会第五次全体会议提出的“协调”发展理念,探究医疗卫生服务与经济的协调发展变化具有重要现实意义。一是构建医疗卫生服务与经济的耦合协调评价指标体系有利于政府和研究机构更全面地评估医疗卫生服务与经济之间的关系。二是利用该指标体系可以帮助政府和卫生部门更好地分配资源,有助于确保卫生系统的可持续性,并在提供高质量医疗服务的同时实现经济增长。三是现有评价两系统协调发展的指标体系还很难全面反映其内涵,因此,建立一套科学的医疗卫生服务与经济协调发展评价指标体系十分必要。总之,医疗卫生服务与经济的耦合协调评价指标体系是当前政策制订的重要组成部分,有助于推动实现卫生服务和经济发展之间的协调,从而促进社会的全面进步和可持续发展。

(二)耦合机制讨论

1.我国医疗服务能力与经济综合发展水平及其耦合协调水平均呈上升趋势　党的二十大报告中指出,十年来,我国经济总量不断迈上新台阶,经济实力实现历史性跃升,并建成世界上规模最大的医疗卫生体系。近十年是我国医疗卫生服务与经济发展速度最快、发展质量最好的十年,本研究 2012—2020 年医疗服务能力与经济综合发展水平均呈上升趋势,医疗服务能力与经济综合发展水平不断提升,促进了其协调发展水平不断提高。受 2020 年年初新冠疫情的影响,国家加大对医疗卫生的投入力度,但疫情对经济发展造成了冲击,因此,2019—2020 年我国医疗服务能力综合发展指数上升趋势较为明显,而经济发展水平在这期间出现小幅度下降。

本书运用综合评价指数分析我国医疗服务能力与经济综合发展水平,运用耦合协调度研究我国省域医疗服务能力与经济的协调状况,测算的研究结果符合社会发展现状,也证实了此研究方法可行。因此,本方法对医疗服务能力与经济发展协调研究具有一定参考价值。

本研究还发现,2014 年中、西部区域多数省(自治区、直辖市)医疗服务能力相对滞后于经济发展,2016 年东部区域多数省(直辖市)经济发展相对滞后于医疗服务能力,其深层次原因有待进一步探讨。

2. 中、西部区域医疗服务能力发展水平超前于区域经济发展水平 本书显示,中、西部区域大多数省份医疗服务能力水平超前于经济发展能力,究其原因,一方面,国家逐步加大对中、西部区域的政策扶持和财政投入力度,并且发达地区不断加大对中、西部区域的医疗帮扶,进而提升了其医疗服务能力。另一方面伴随社会经济快速发展,居民的健康意识逐步增强,他们对健康服务需求提出了更高要求。多数区域通过发展与升级医疗卫生技术等措施来满足居民需求,这些措施均有利于提高其医疗服务能力。之前研究也有类似结果。

3. 东部区域多数省份医疗服务能力综合发展水平滞后于经济综合发展水平 本书东部区域多数省份医疗服务能力综合发展水平滞后于经济综合发展水平。究其原因国家近些年在医疗服务、卫生政策等方面加强了对中、西部倾斜力度,而东部大多数省份医疗服务已处于较高水平;同时,东部区域流动人口较多,该群体增加了对流入地的基本医疗卫生服务需求,而卫生资源中的人力、物力等都必须经过特定的培养与发展周期,因此,医疗服务能力发展相对滞后于经济发展。这与其他学者研究结果一致。

4. 中部区域耦合协调度下降趋势最明显 本书显示,2012—2020 中部区域医疗服务能力与经济耦合协调发展水平下降趋势最明显。可能是国家先后实施"东部率先发展"和"西部大开发"战略措施,带动东、西部区域发展,到 2006 年才开始实施"促进中部崛起"措施,该措施晚于其他区域许多年。结合两系统综合评价指数,区域经济发展滞后是阻碍其协调等级提升的限制性因素。目前中部多身份证结合国家战略发展方针,持续深入推进"中部崛起"等积极措施,相信在不久的将来,中部地区定会以经济快速增长带动医疗卫生服务发展,从而实现两系统优质协调。

(三)影响因素分析讨论

1. Tobit 模型能有效分析影响医疗服务能力与经济协调发展的因素　本书利用 2012—2020 年我国 31 个省(自治区、直辖市)医疗服务能力与经济两子系统间的耦合协调度作为因变量,279 个耦合协调度数值在 0 ~ 1 变化,属于受限因变量,若利用普通的最小二乘法(OLS)进行回归,分析结果可能会出现参数有偏和不一致问题,而 Tobit 模型则可以有效避免这一缺陷。经方差膨胀因子 VIF 检验,各影响因素变量之间不存在多重共线性。为验证 Tobit 回归结果的稳健性,本书采用变量替代法进行稳健性检验,结果证实替换变量后的回归结果与原始回归结果基本一致,说明 Tobit 回归结果具有一定的稳定性。

本书基于前期研究成果及相关文献研究,利用相关性分析、Tobit 模型分析了影响医疗服务能力与经济协调发展的因素,研究结果有助于在医疗服务能力与经济两子系统协调发展研究中提供参考。

2. 居民年住院率对医疗服务能力与经济的耦合协调发展具有促进作用　研究显示,居民年住院率对医疗服务能力与经济两子系统耦合协调发展具有促进作用。居民年住院率是反映医疗卫生服务利用的重要指标之一,它从侧面反映了医疗卫生服务水平,评价了人群卫生服务需求的数量,反映卫生系统通过医疗卫生服务对群众健康的作用和影响。卫生服务利用水平的提高一方面有利于改善人群健康水平,而健康水平的提高会带动劳动生产率和劳动时间的增长,即有助于促进经济发展。另一方面在国家政策层面卫生服务利用的提高有利于形成"倒逼"机制,推动医药卫生各领域的改革进程,如催生医疗信息化的发展,促使医疗机构加速数字化转型。电子病历、远程医疗等应用提高了医疗服务的效率和准确性,进而促进医疗服务能力的提高。因此,居民年住院率对两系统间耦合协调发展产生重要影响。

3. 有效发明专利数对医疗服务能力与经济的耦合协调发展具有积极影响　研究显示,有效发明专利数对促进两系统协调发展具有积极影响。我国 2010—2020 年生物医药行业有效发明专利数量从 2010 年的 402 件上升至 2020 年的 9163 件,平均年增长率为43.81%。一方面有效发明专利数量的增加有利于提高医疗技术能力,促进卫生事业发展。专利创新在医疗领域可以改进诊断、治疗和护理方法,从而提高医疗服务的效率和质量。新技术和医疗设备的开发可以加速疾病的诊断和治疗,减少患者等待时间,降低医疗服务的成本,同时提高治疗效果。这有助于提高医疗服务能力,满足人们对高水平卫生保健的需求。目前,国家专利保护制度不断完善。相对完善的专利保护制度能为医疗技术创新提供更充足的动力。当公司或个人获得专利保护,他们会更有动力投资于医疗研究和开发,进而推动新药物、疫苗、医疗设备和治疗方法的问世。这不仅改善了卫生体系的效能,还创造了新的高附加值就业机会。同时,新兴产业的发展也推动了相关供应链的增长,进一步促进了经济与医疗服务的协调发展。

此外,有效发明专利有利于专利创新,而专利创新有助于吸引国内外投资。国际投资者倾向于投资于拥有创新技术和知识产权保护的领域这些投资可以用于建设先进的医疗设施,提供培训和支持医疗卫生行业人员的发展,这有助于提高医疗服务水平,同时也为国家经济带来了直接和间接的益处。

另一方面有效发明专利数对科技成果转化效果具有促进作用,而科技成果转化被认为是促进经济发展、完善国家创新生态系统的重要方式。因此,有效发明专利数对两系统间耦合协调发展产生深刻的积极影响。

4.人口出生率对医疗服务能力与经济的耦合协调发展具有抑制作用 人口出生率指在一定时期内(通常为一年)的出生人数与同期内总人口数之比。我国是世界人口大国,人口老龄化严重,2022 年人口出生率创下 1978 年以来新低,为 6.77‰。目前,我国人口红利依然存在,但在老龄化严重的社会中,如果人口出生率不断降低,等人口红利消失以后会导致劳动力严重短缺。因此,要继续贯彻落实党中央、国务院《关于进一步完善和落实积极生育支持措施的指导意见》等相关政策措施。

本书中人口出生率对两系统间的耦合协调发展具有抑制作用,一方面可能是因为年内新出生人数不能及时转换成劳动力,所以不能及时缓解劳动力短缺问题;另一方面,我国人口总量基数大,庞大的人口基数会造成医疗卫生等资源的紧张,进而对两系统协调发展产生负面影响。

二、建议

(一)明确医疗服务能力与经济协调发展重点任务,提高发展协同性

医疗服务能力是指医疗机构在极限下能做出的最大的医疗产出,主要包括硬件配置、人力资源、诊疗水平、效率高低、质量安全等。这种能力需要综合考虑卫生服务的多个维度,从预防、治疗到康复,从基层医疗到高水平医疗,确保人们能够获得全面、高质量的医疗服务。

经济发展是健全医疗卫生服务体系的基础。经济发展水平的提高为医疗卫生服务发展提供更加坚实的物质基础,如国家实施分级诊疗制度,鼓励社会办医发展、重点鼓励特色中医发展、健全疾病预防控制网络等,这些政策的实施都离不开国家财政资金的大力支持;并且经济发展可以促进医疗技术的进步,医疗科技的不断创新可以提升医疗服务的效率和质量,进而推动医疗服务体系的进一步完善和发展。而医疗服务能力发展水平的提高,有利于促进经济增长。健康的人力资本会避免劳动者因疾病所导致的劳动机会的缺失,增加劳动者工作时长,社会总产出不断增加,从而会推动经济增长。由此,医疗服务能力子系统与经济发展子系统二者相辅相成、相互影响。因此,各地区应结合自身实际,明确医疗服务能力与经济协调发展重点任务,因地制宜制订医疗卫生服务与经

济发展战略措施;建议政府在制定相关卫生健康政策时考虑与经济政策相协调,以提高两系统发展的协同性。如政府可制订跨部门合作政策,鼓励医疗机构与企业合作,促进医疗服务与经济发展的有机结合;鼓励医疗机构开展健康产业合作,推动医疗科技的市场化应用等。

通过明确医疗服务能力的内涵、经济协调发展的重点任务,以及加强协同发展的重要性,一方面有利于提升医疗卫生服务质量及有利于为经济创造新的经济增长点,另一方面有利于促进医疗卫生服务与经济发展的良性互动,从而有助于实现地区医疗服务能力子系统与经济发展子系统间可持续协调发展。

(二)倡导医疗服务能力与区域经济优质协调发展

医疗服务与区域经济的协调发展在现代社会变得尤为重要。医疗卫生事业关乎人民健康,而它与区域经济紧密相连,两者关系的研究和实践对于提高全社会的健康水平、促进可持续经济增长至关重要。因此,建议各地区首先应深入加强对医疗服务能力与区域经济协调发展状态的研究,各级政府可通过分析医疗服务的供需情况、医疗资源的分布以及人口结构等因素来实现,这些数据可以帮助决策者更好地了解各地医疗服务的需求,以及如何将医疗服务与当地的经济状况相协调。其次,应建立与当地经济发展水平相适应的医疗卫生服务投入机制,从而促进各省份医疗卫生服务能力子系统与经济发展子系统间可持续发展。卫生政策部分可通过优化医疗资源分配、提高医疗服务的效率和质量,以及鼓励私人部门参与医疗服务提供来实现。政府和私人部门可以合作,共同推动医疗卫生服务的发展,以满足不断增长的医疗需求。

此外,医疗卫生服务事业发展应以当前区域经济发展水平为基准,维持一定水平的医疗服务发展水平,应避免医疗服务发展水平与经济发展水平不相适应。这意味着在不同地区制定不同的医疗发展策略,以确保医疗服务水平与经济水平相适应。一些相对贫困的地区可能需要更多的医疗资源和支持,以提高医疗服务的水平,从而促进经济增长。

医疗服务能力与区域经济的协调发展是一个复杂而重要的目标。针对制定提升医疗服务发展水平,应立足于当前经济社会发展的实际需求,使医疗卫生事业成为推动区域经济发展的重要引擎,从而实现两系统优质协调发展。

(三)加强区域交流与合作,提升医疗服务水平

在当今全球化和互联互通的时代,国家越来越重视医疗服务质量,明确提出"要建立与国际接轨、具有中国特色的医疗服务质量管理体系,并加强对医疗质量及医疗卫生安全监管",医疗服务的提供和质量不再仅仅是国家内部的挑战,国际化和跨地区的医疗问题也日益引起关注,因为健康不受国界限制,且医疗需求和资源在不同地区之间差异巨大。为了应对这一挑战并提升医疗服务水平,区域医疗合作成为一种迫切需求。区域医疗合作已经从初期的协作扩展到更复杂的合作模式。不同地区建立医疗联盟、合作网络

和知识共享平台,以更好地应对慢性病、人口老龄化等问题。我国区域医疗资源分布不均衡,医疗区域合作有助于共享知识、资源整合和提高医疗服务水平。

从政府层面:政府在促进医疗合作和提升医疗服务水平方面扮演着重要的角色,其政策支持和资金投入对于医疗合作的推动至关重要。政府可以制定和实施政策,鼓励医疗机构和专业人员之间的合作。这些政策包括鼓励数据共享、建立卫生信息交换系统、制定跨界医疗合作协议等。因此,各省域政府应充分发挥主导作用,结合自身省域功能定位,明确区域内医疗服务能力发展情况,合理调配卫生资源投入;并且政府可以制定和实施政策,鼓励医疗机构和专业人员之间的合作。这些政策包括鼓励数据共享、建立卫生信息交换系统、制定跨界医疗合作协议等。

从区域层面:建议东部在保持先进医疗卫生水平前提下,持续发挥其引领、带动作用,做到知识、技术及管理经验的共享,实现优质医疗资源下沉,助力其他区域医疗服务水平的提升,以缩小总体区域差异。中西部地区借助"互联网+医疗健康服务"平台、"医疗卫生服务体系建设""区域医疗中心建设"等政策优势,持续保持较好医疗卫生服务发展态势。在贯彻落实健康中国战略的过程中,继续深化医疗卫生体制改革,持续发挥分级诊疗、全民医保、区域医疗中心等政策优势,不断提升医疗服务水平,从而满足新时代广大人民群众健康需求,以此促进医疗服务能力与经济的协调发展。

(四)以科技发明助力经济高质量发展

科技创新活动的有效开展离不开经济发展提供的资源保障,经济发展对科技创新的深入发展产生了需求拉动的作用。首先,科技创新需要投入大量的资源要素,需要超强的人力与物质基础提供必要的实验条件,研发投入巨大,尤其是资金的支持。经济的发展是衡量社会财富和国家实力的重要指标,其为开展科技创新活动提供充分的科研经费。其次,经济发展水平直接影响科技创新水平,经济的发展会拉动人们的物质和精神需求、拓展市场空间,这也激励高校科技人员进行技术革新和发明创造。

随着人们实践的发展和认识能力的提高,科技知识的存量与增量都迅速增加,科学对经济社会发展的作用呈现指数性提升。有效发明专利是创新产出部分,当发明专利的创造水平足够高,所具有的创新技术有良好的溢出效应和产业运用价值时,便可以很好地促进经济增长。目前,国内各地区的专利申请量与各地区经济和医疗卫生发展有密切关系,东南沿海地区和经济较为发达的中南部省(自治区、直辖市)专利数量较多,而西北沿边地区专利数量较少。随着世界经济的全球化发展,中国经济实力逐渐增强,要想实现经济持续增长,须转变经济增长模式,提升科技创新技术成果转化率,依靠自主创新拉动经济增长。

另外,科技发明在提高医疗服务能力方面扮演着至关重要的角色。如电子病历系统的广泛应用使医疗专业人员能够更轻松地访问和共享患者的医疗信息,从而提高了医疗服务效率。这种数字化转型不仅有助于降低医疗错误的风险,还大大提高了医疗服务的便捷性,通过数据分析为医生提供更准确的诊断和治疗决策支持。远程医疗服务的崛起,包括视频会诊和远程监测技术等,为患者提供了无需亲临医院就能获得医疗护理的机会。这种技术的应用不仅扩大了医疗服务的范围,还降低了医疗费用,提高了医疗资源的利用效率,特别是在偏远地区或紧急情况下。医疗机器人的使用也在提高手术精确度和效率方面发挥着关键作用。综合而言,科技发明在医疗服务能力的提高方面具有巨大潜力。通过数字化转型、远程医疗服务、医疗机器人、人工智能、3D 打印和基因编辑等技术的应用,医疗行业能够提供更个性化、高效和创新的医疗护理,为患者提供更好的健康服务。这些创新不仅有助于提高患者的生活质量,还有望降低医疗成本,提高医疗系统的可持续性。因此,经济欠发达地区需积极探索经济发展道路,提高经济发展水平,带动医疗服务能力发展。各地区应以科技发明来支撑经济的高质量发展,加大科技创新和专利发展的支持力度,不断增强科技创新的引领作用,从而扎实推进科技强国战略,以此促进医疗服务能力与经济协调发展。

第六节　研究特色

第一,既往相关研究成果涵盖了医疗卫生服务与经济发展之间效应、关系等多个方面,但对于两者之间的关联协调分析及影响因素研究还较为有限,并且耦合协调度模型在医疗服务领域的应用较少。因此,本书从耦合协调度视角出发,以系统科学理论、协调发展理论、耦合协调理论为基础,定量分析我国省域医疗服务能力与经济间的耦合协调状况及影响因素,为医疗服务能力与经济发展耦合协调关系研究提供了新的视角。

第二,较少文献通过德尔菲专家咨询来确定医疗服务能力与经济的耦合协调评价指标体系。因此,本书利用文献研究、小组讨论、头脑风暴及德尔菲法专家咨询确定医疗服务能力与经济的耦合协调评价指标体系,包括 5 个一级指标(卫生资源、卫生服务提供、健康水平、经济规模、经济结构),27 个二级指标。采用熵值法计算指标权重,为相关两系统协调评价提供了工具参考。

第三,基于本书耦合协调度研究结果,并结合相关文献,根据医疗卫生服务与经济发展的特点,遵循变量选择的原则,从健康服务投入、医疗服务利用、居民健康管理水平等 8 个方面共选取 13 个影响因素变量。利用相关分析、Tobit 模型探究了影响医疗卫生服务能力与经济耦合协调发展的主要因素,结果发现居民年住院率、有效发明专利数、人口出生率对两系统的耦合协调度具有重要影响,该结果对医疗服务能力与经济两系统协调发展研究有一定参考价值。

第四,目前关于医疗卫生服务和经济的研究已比较系统和完善,但将两系统纳入同一框架下的系统研究较少。本书在审视和吸纳新发展理念、耦合协调理论等相关理论的基础上,突破以往医疗卫生服务与经济两系统研究分析方式,运用系统思维将经济与医疗卫生服务纳入统一的分析框架,构建综合评价指标体系,突破了单纯分析某种经济活动对医疗卫生服务高质量发展的局限性,为研究二者协同发展提供了新的视角。

第五,"协调发展"思想一经提出,就被众多学科纳入到学科研究与发展之中。但目前学界对医疗卫生服务与经济协调发展研究尚不多见,对其定量测度研究则更是罕见。基于文献分析发现,现阶段对两系统协调发展研究仍停留在理念探讨、概念内涵、推进路径等定性研究层面,缺少对两系统协调发展的定量评价研究。本书基于新发展理念、耦合协调度模型等,结合国家统计局、统计年鉴数据等,利用综合评价指数、耦合协调度等定量分析 2012—2020 年我国省域医疗服务能力与经济的耦合协调发展状况以及区域间协调水平,利用相关性分析和 Tobit 模型分析其影响因素,弥补了当前定量研究的不足,也为医疗卫生服务与经济协调发展研究提供了新的研究视角和分析思路。

第七节 研究结论与展望

一、研究结论

(1)构建的医疗服务能力与经济发展耦合协调评价指标科学、合理。

(2)从整体上看,我国医疗服务能力综合评价指数、经济发展综合评价指数及其两系统间耦合协调水平均呈上升趋势。从区域来看:东、中、西部医疗服务能力与经济综合发展水平均呈下降趋势;耦合协调水平呈"东、中、西"依次递减空间格局。

(3)居民年住院率、有效发明专利数、人口出生率对医疗卫生服务与经济的耦合协调发展产生重要影响。其中,居民年住院率、有效发明专利数对两系统耦合协调发展水平的提升具有促进作用,人口出生率对两系统耦合协调发展水平的提升具有阻碍作用。

二、研究展望

(1)本书通过文献查阅、德尔菲专家咨询等构建医疗服务能力与经济发展的耦合协调评价指标体系,但由于人力、时间、经费等因素的限制,尚且处于前期探索阶段,后续需要在实践中不断进行完善和扩充。

（2）本书德尔菲法专家咨询邀请的专家均来自社会医学与卫生事业管理领域，受时间和条件限制，本书缺乏相关经济学领域专家，因此，在后续研究中需进一步扩大专家咨询的范围。

参考文献

[1] 周倩,倪洁,何文翀,等.基层医疗卫生机构服务能力评价指标体系研究[J].基层卫生管理,2022,42(11):796-800,806.

[2] 赵玉.医联体模式下基层卫生机构医疗服务能力提升研究——以郑州市Z医联体为例[D].新乡:新乡医学院,2022.

[3] 鲁志鸿,牟春兰,王颖,等.基层卫生机构卫生服务能力核心指标评价研究[J].卫生软科学,2019,33(7):45-50.

[4] 潘懿,闫雅洁,丘佳琪,等.基于熵权TOPSIS和RSR法的我国基层医疗卫生服务能力综合评价[J].卫生政策与管理,2023,50(9):1663-1668.

[5] 张雪,陶群山,王鹏鹏,等.分级诊疗制度下安徽省基层医疗卫生机构服务能力评价[J].中国医院,2022,26(11):38-41.

[6] 常海月,湛欢,周良荣.基于TOPSIS法的湖南省基层医疗机构医疗服务能力评价研究[J].中国初级卫生保健,2021,35(9):10-12.

[7] 陈盈浩,王志勇,叶青,等.2020年南京市基层医疗机构服务能力相关影响因素分析[J].现代医学,2023,51(1):79-82.

[8] 王思远,杭苒枫,韦莹珏,等.基层医疗卫生机构发展困境分析:基于桂林市的扎根理论研究[J].中国全科医学,2023,26(31):3856-3862.

[9] 程迪尔,刘国恩.公共卫生服务均等化对民生获得感的影响研究[J].统计与决策,2019,35(5):117-120.

[10] 姚敏,徐义海,饶志翔,等."强基层"改革下的社区卫生服务供给优化路径探讨[J].中国卫生经济,2020,39(3):64-69.

[11] 高俊良,唐尚锋,李刚,等.我国农村基本公共卫生服务公私协作机制问题研究[J].中国卫生事业管理,2019,36(12):927-929,941.

[12] 刘利军,肖兰.长沙市基层医疗卫生机构公共卫生服务能力提升路径探索[J].卫生职业教育,2023,41(15):154-157.

[13] 赖先进.提升重大公共卫生风险治理能力[J].中国党政干部论坛,2020(3):77-79.

[14] 刘远立,吴依诺,何鸿恺,等.加强我国公共卫生治理体系和治理能力现代化的思

考——以科学认识和把握疫情防控的新常态为视角[J].行政管理改革,2020(3):10-16.

[15]李凤芹.基本公共卫生服务体系建设的新机遇[J].北京观察,2022(5):18-19.

[16]胡玉杰,彭徽.财政分权、晋升激励与农村医疗卫生公共服务供给——基于我国省际面板数据的实证研究[J].当代财经,2019(4):39-48.

[17]刘曙光,韩晋尧,尹鹏.黄河流域公共卫生服务供给效率时空分异及影响因素研究[J].地域研究与开发,2023,42(3):19-26.

[18]国家卫生健康委员会医政司.《国家卫生计生委办公厅关于印发三级综合医院医疗服务能力指南(2016年版)的通知》[EB/OL].(2016-10-18)[2023-9-15].http://www.nhc.gov.cn/yzygj/s3594q/201610/6e6780e8b7c24c57bf386d35e9f952df.shtml.

[19]国家卫生健康委员会医政司.《国家卫生健康委办公厅关于印发国家三级公立医院绩效考核操作手册(2023版)的通知》[EB/OL].(2023-02-27)[2023-9-15].http://www.nhc.gov.cn/yzygj/s3594q/202302/66bc281991da43c4a0e85eba4829530a.shtml.

[20]国家卫生健康委员会医政司.《国家卫生健康委办公厅关于印发国家二级公立医院绩效考核操作手册(2023版)的通知》[EB/OL].(2023-04-14)[2023-9-15].http://www.nhc.gov.cn/yzygj/s3594q/202304/9249d294e36b41c38ee89ac153965582.shtml.

[21]程晓明.卫生经济学[M].3版.北京:人民卫生出版社,2012.

[22]孟庆跃.卫生经济学[M].北京:人民卫生出版社,2013.

[23]魏颖,杜乐勋.卫生经济学与卫生经济管理[M].北京:人民卫生出版社,1998.

[24]古扎拉蒂,计量经济学基础[M].北京:中国人民大学出版社,2011.

[25]陈文.卫生经济学[M].4版.北京:人民卫生出版社,2017.

[26]胡善联.药物经济学评价指南[M].上海:复旦大学出版社,2018.

[27]舍曼·富兰德,艾伦·C·古德曼,迈伦·斯坦诺.卫生经济学[M].王健,李顺平,孟庆跃,译.6版.北京:中国人民大学出版社,2011.

[28]亚历山大·S·普力克,阿普里尔·哈丁.卫生服务提供体系创新:公立医院法人化[M].李卫平,王云屏,宋大平,译.北京:中国人民大学出版社,2011.

[29]方积乾.卫生统计学[M].北京:人民卫生出版社,2012.

[30]李晓松.卫生统计学[M].北京:人民卫生出版社,2017.

[31]王晓燕.综合医改政策效应评估[J].现代经济探讨,2019(7):24-34.

[32]朱静敏.中国公立医院治理机制研究:收入、产出与整合[D].北京:中央财经大学,2022.

[33]黄典,金新亮.我国基本医疗卫生服务公平与效率均衡发展的制约因素及对策研

究[J].中国医学伦理学,2022,35(3):297-301.

[34]史晓琴,樊丽明,石绍宾.中国抗击新冠肺炎疫情中对口支援何以发生——公共经济学视角的分析[J].财政研究,2020(8):12-22.

[35]周一丹,宁宁,周文婧,等.灾难性医疗需求激增情境下医院韧性的建设策略[J].中国医院管理,2021,41(1):87-89.

[36]杨浩东,刘立.重大公共卫生事件背景下的技术创新效应研究[J].科学学研究,2023:1-21.

[37]QIANG W,MIN S,MIN Z,et al. Integrating digital technologies and public health to fight Covid-19 pandemic:key technologies,applications,challenges and outlook of digital healthcare[J]. Int J Environ Res Public Health,2021,18(11):6053.

[38]张旭凯.公立医院引入社会资本模式研究[D].福州:福建师范大学,2022.

[39]LORENZONI L,BELLONI A,SASSI F. Health-care expenditure and health policy in the USA versus other high-spending OECD countries[J]. LANCET,2014,384(9937):83-92.

[40]LEUNG M C M,WANG Y. Endogenous health care, life expectancy and economic growth[J]. Pacific Economic Review,2010,15(1):11-31.

[41]JIANG L,BAI L,WU Y. Coupling and coordinating degrees of provincial economy,resources and environment in China[J]. Journal of Natural Resources,2017,32(5):788-799.

[42]GUO C,ZHANG R,ZOU Y. The efficiency of China's agricultural circular economy and its influencing factors under the rural revitalization strategy:a DEA - malmquist - tobit approach[J]. Agriculture,2023,13(7):1454.

[43]LIU X,TANG B,YANG H,et al. The technical efficiency of earthquake medical rapid response teams following disasters:the case of the 2010 Yushu earthquake in China[J]. Int J Environ Res Public Health,2015,12(12):15390-15399.

[44]王威峰.国家治理现代化视阈中人民健康的时代内涵、价值意蕴与实现路径——基于习近平关于人民健康的重要论述[J].科学社会主义,2020,195(3):49-54.

[45]LILI J,YUNXING W,XIAOLONG H,et al. Dynamic simulation and coupling coordination evaluation of water footprint sustainability system in Heilongjiang province,China:A combined system dynamics and coupled coordination degree model[J]. J Clean Prod,2022,380(P1):135044.

[46]孙中兴.我国生物医药产业科技成果转化绩效及影响因素研究[D].天津:天津工业大学,2017.

[47]刘争.数字医疗新基建实际应用及发展趋势[J].数字经济,2023(6):6-9.

[48]史雨,柳龚堡,沈国妹,等.儿童专科互联网医院慢病管理服务模式的构建及探索[J].复旦学报(医学版),2021,48(4):527-531.

[49]邹文魁."互联网+"时代智慧医院的建设实践研究[J].科技资讯,2023,21(13):249-252.

[50]詹启敏,杜建.论医学科技与"国之重器"[J].北京大学学报(医学版),2022,54(5):785-790.